跟着"老祖宗"学育儿

中医儿科里的育儿经

沈毅韵　陈燕妮　主编

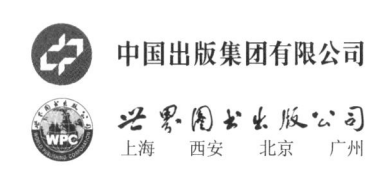

中国出版集团有限公司

世界图书出版公司

上海　西安　北京　广州

图书在版编目(CIP)数据

跟着"老祖宗"学育儿：中医儿科里的育儿经/沈毅韵,陈燕妮主编. -- 上海：上海世界图书出版公司, 2024. 11. -- ISBN 978-7-5232-1644-6

Ⅰ. R272

中国国家版本馆CIP数据核字第2024M98J21号

书　　名	跟着"老祖宗"学育儿——中医儿科里的育儿经
	Genzhe "Laozuzong" Xue Yuer——Zhongyi Erke Li de Yuerjing
主　　编	沈毅韵　陈燕妮
出 版 人	唐丽芳
策划编辑	沈蔚颖
责任编辑	陈寅莹
装帧设计	南京展望发展文化有限公司
出版发行	上海世界图书出版公司
地　　址	上海市广中路88号9–10楼
邮　　编	200083
网　　址	http://www.wpcsh.com
经　　销	新华书店
印　　刷	江阴金马印刷有限公司
开　　本	787 mm × 1092 mm　1/16
印　　张	7.75
字　　数	100千字
版　　次	2024年11月第1版　2024年11月第1次印刷
书　　号	ISBN 978-7-5232-1644-6/R·747
定　　价	75.00元

版权所有　翻印必究
如发现印装质量问题,请与印刷厂联系
(质检科电话：0510-86626877)

本书编委会

主　编　沈毅韵　陈燕妮

副主编　袁羽昀　郁海东　刘　涛　宋辰斐　朴　香

编　委（按姓氏笔画排序）

王佳沁　刘　蓉　杨　燕　吴炜炜　须双怡

陆燕华　郭志超　黄　勋　黄思红　彭雯婷

序

中医学是中华民族智慧的结晶，是祖国传统文化的瑰宝，中医儿科学是这博大精深的独特医学体系中一颗璀璨的明珠，千百年来为中华儿女的健康保驾护航，在我国儿童的健康成长中发挥着重要作用。

中医儿科学源远流长，以中医学理论体系为指导，以中药、针灸、推拿等治疗方法为手段，研究自胎儿至青少年时期小儿的生长发育、生理病理、喂养保健，以及各类疾病预防和治疗。中医儿科学荟萃了中华民族数千年来小儿养育和疾病防治的丰富经验，逐步形成了独特的理论和实践体系，具有突出的临床诊疗思路与方法。

近年来，在国家政策的大力支持下，在现代科学技术飞跃发展的学术氛围中，中医儿科在学术研究、临床实践、人才队伍建设和科技创新等方面都取得了长足的发展，涌现出一批优秀的专业人才，他们在临床一线的岗位上不断耕耘。沈毅韵医生是博士研究生，海派徐氏儿科第五代传人，现任上海市宝山区中西医结合医院儿科主任。陈燕妮医生是第七批全国名老中医药专家学术经验继承人，现任上海市宝山区友谊街道社区卫生服务中心中医科主任、医务科副科长，主攻中医儿科方向。她们勤求古训、博采众长、精益求精，从古代经典文献中凝练出育儿智慧，回馈给家长朋友们。

优秀的科普书籍对于提高民众的科学认知，促进科学文化的传承和发展，提高儿童的身心健康均具有重要的意义。甲辰龙年伊始，我非常欣喜地收到了这本《跟着"老祖宗"学育儿——中医儿科里的育儿经》书稿。该书用深入浅出、通俗易懂的语言向年轻的父母传播中医文化，普及育儿知识。该书从经典理论出发，讲解中医对儿童体质的认识；从生活、饮食及运动等中医保健的角度，提出合理的防护策略；以常见病为例，阐述其发生、发展的病因、病机，使家长及基层医务工作者对疾病有一定的认知，重视居家防护，未病先防，既病防变，已病防传。书中还介绍了一些常见的中药、方剂、简单易行的中医适宜技术等内容，具有一定的推广价值。

希望读者们可以从这本书中获得有益的育儿知识，祝愿宝贝们健康快乐地成长！聊赘数语，谨以为序。

吴敏

上海市名中医

海派徐氏儿科第四代传人

上海交通大学医学院附属新华医院中医科学科带头人

上海市儿科研究所中西医结合研究室主任

前 言

2021年9月，国务院印发《中国儿童发展纲要（2021—2030年）》。党的二十大报告要求完善人民健康促进政策。2024年1月10日，国家卫生健康委等10个部门联合印发《关于推进儿童医疗卫生服务高质量发展的意见》，对完善儿童医疗卫生服务体系、保障儿童健康提出了新要求。

儿童的健康水平很大程度上倚赖父母和祖父母的养育和照护质量，家长需要掌握必要的知识，如儿童的生长发育规律、常见疾病及症状的发生规律和特征以更好地养育孩子。互联网时代虽然让各类儿童健康知识变得触手可及，但真伪难辨的信息也很容易让育儿心切的家长走入误区。科学、权威、系统地普及育儿知识有助于改善这种情况。中医儿科至今已有数千年的发展历史，随着社会经济水平的提高，广大人民群众对中医药疗法的认识和认可程度日益增高，越来越多的家长选择既安全且不良反应小的中医药疗法。

实践证明，中医药疗法在儿童的日常喂养和常见病治疗中具有良好的效果，尤其是在强化儿童体质、预防疾病等方面具有明显的优势。为总结中医药在儿童成长过程中的应用，进一步促进中医药在儿科领域的发展，海派徐氏儿科第五代传人和儿科学、中医学等领域的12名专家，在充分总结个人工作经验并查阅大量资料的基础上,共同编写了《跟着"老祖宗"学育儿——中医儿科里的育儿经》一书。

本书既可作为家长们的科普读物,也可以作为中医科和儿科医生的参考用书。全书共6章:第一章介绍了如何判断宝宝的体质,并根据体质采用不同的喂养方式;第二章介绍了不同季节的儿童好发疾病,如何在不同季节做好防护;第三章介绍了如何养成良好的生活习惯,如何进行适当的运动和起居上的调护,以及如何配置家庭小药箱;第四章介绍了儿童的喂养;第五章介绍了儿童常见疾病的预防、治疗和预后;第六章介绍了如何正确使用退热药和抗生素,如何使用中医药调治儿童疾病。全书较为系统和全面地阐述了儿童体质辨识、喂养、家庭备药、常见疾病的预防和治疗等内容。

本书由陈燕妮、王佳沁编写第一章,由沈毅韵、黄思红编写第二章,由宋辰斐、刘蓉、彭雯婷、须双怡编写第三章,由郁海东、陆燕华、杨燕编写第四章,由沈毅韵、朴香编写第五章,由沈毅韵、袁羽昀、吴炜炜编写第六章,由刘涛、黄勋、郭志超统稿。

由于中医博大精深,编委会成员的学识水平有限,加上儿童的个体化差异比较大,书中难免存在一些不足之处,请大家批评指正,不当之处将在修订时一并修改!

(主编:沈毅韵 陈燕妮)

目 录

第一章 了解体质是开端，宝宝养育才简单 1

1. 中医提到的体质是什么 3
2. 体质与哪些因素相关 3
3. 中医典籍对儿童体质的记载有哪些 4
4. 儿童体质分哪几类 4
5. 平和质的宝宝什么样 4
6. 阴虚质的宝宝什么样 5
7. 阳虚质的宝宝什么样 6
8. 气虚质的宝宝什么样 7
9. 痰湿质的宝宝什么样 8
10. 湿热质的宝宝什么样 9
11. 气郁质的宝宝什么样 10
12. 血瘀质的宝宝什么样 11
13. 特禀质的宝宝什么样 12

第二章 中医育儿传千年，"老祖宗"方法有道理 13

1. 如何在万物生长的春天做好防护 15
2. 如何在春季预防传染病 15

3	如何预防春季哮喘及过敏性疾病	16
4	如何在烈日炎炎的夏季做好防护	16
5	夏季儿童如何补充清凉饮品和营养	17
6	夏季儿童如何起居	17
7	夏季如何保持个人卫生，如何防晒	18
8	如何在干燥渐凉的秋季做好防护	18
9	如何在秋季防治腹泻	19
10	如何在干燥的秋天保持滋润	19
11	如何在秋天补充营养，增添衣物	19
12	如何在寒冷封藏的冬季做好防护	20
13	如何预防冬季呼吸系统疾病	21
14	如何在冬季补充营养	21
15	如何在冬季锻炼身体	21

第三章　宝宝体弱妈妈别急，这样调理很有用 …… 23

1	为何从小做"规矩"，养成好习惯	25
2	有哪些做"规矩"的好方法	25
3	合理运动的好处有哪些	26
4	怎样安排孩子做合理的运动	27
5	如何保护孩子的视力	28
6	如何缓解孩子眼疲劳	29
7	如何训练提高孩子的注意力	30
8	过敏体质的孩子为何需要居家护理	30
9	过敏体质的孩子居家护理有哪些要点	31

10	有哪些常见的环境过敏原，如何避免	31
11	要不要准备一个家庭常备小药箱	32
12	如何准备治疗发热的小药箱	32
13	如何准备治疗感冒的小药箱	33
14	如何准备治疗呕吐腹泻的小药箱	34
15	如何准备孩子外伤时的小药箱	34
16	哪些是不需要备用的药物	34
17	家庭小药箱还有哪些注意要点	35

第四章　喂养是个大学问，吃好身体才会棒　　37

1	母乳喂养还是人工喂养	39
2	婴儿喂养频率和量是多少	39
3	什么是婴儿正确的喂养姿势	39
4	如何观察婴儿的饮食偏好和过敏反应	40
5	如何培养婴儿良好的喂养习惯	40
6	在什么时段开始给宝宝添加辅食	40
7	如何选择适合宝宝的辅食	41
8	肥胖对孩子有什么危害	41
9	如何防止儿童肥胖	42
10	如何营造良好的家庭环境防止儿童肥胖	42
11	中医药如何治疗儿童肥胖	43
12	儿童挑食有哪些主要原因	44
13	儿童挑食有哪些不良影响	45
14	如何改善儿童挑食	45

15 什么是儿童合理的饮食结构 …………………………………… 46
16 中医药如何治疗小儿厌食 ……………………………………… 47

第五章　宝宝生病别焦虑，中医儿科助健康 ……………………… 49

1 什么是感冒 ……………………………………………………… 51
2 什么是过敏性鼻炎 ……………………………………………… 56
3 什么是咳嗽变异性哮喘 ………………………………………… 60
4 什么是支气管哮喘 ……………………………………………… 63
5 什么是肺炎 ……………………………………………………… 66
6 什么是小儿腹泻 ………………………………………………… 71
7 什么是肠系膜淋巴结炎 ………………………………………… 74
8 什么是小儿厌食 ………………………………………………… 78
9 什么是小儿遗尿 ………………………………………………… 81
10 什么是性早熟 …………………………………………………… 83
11 什么是抽动障碍 ………………………………………………… 87
12 什么是注意缺陷多动障碍 ……………………………………… 90

第六章　中医内服加外治，恢复健康作用大 ……………………… 93

1 什么是儿童退热药使用的"5R"原则 ………………………… 95
2 中医对儿童发热有什么认识 …………………………………… 97
3 什么是抗生素滥用 ……………………………………………… 98
4 有哪些儿童常用的抗生素 ……………………………………… 99
5 如何正确煎煮中药 ……………………………………………… 99
6 如何正确服用汤药 ……………………………………………… 100

7 什么是中药配方颗粒剂，儿童可以服用吗 …………………… 101
8 什么是中成药颗粒剂 ………………………………………… 102
9 什么是穴位贴敷疗法 ………………………………………… 102
10 穴位贴敷疗法的作用机制是什么 …………………………… 103
11 有哪些常用的敷贴药物和常用穴位 ………………………… 103
12 穴位贴敷有哪些注意要点 …………………………………… 107
13 什么是刺四缝疗法 …………………………………………… 108
14 什么是中药熏洗疗法 ………………………………………… 108
15 什么是耳穴疗法 ……………………………………………… 109
16 耳穴疗法的按压方法是怎样的 ……………………………… 110

第一章

了解体质是开端，宝宝养育才简单

有的宝宝怕冷，有的宝宝怕热，有的宝宝玩一会儿就容易感到疲劳……这说明每个宝宝的体质都不同。如果新手父母对体质有简单的认识，在日常生活中就能发现孩子体质的特点，就容易掌握养育的规律，避免一些养娃的"坑"，养育起来也更加轻松。

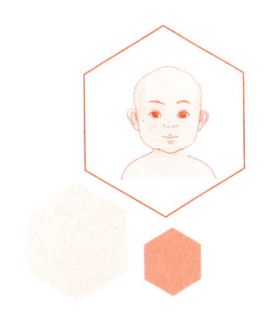

1 中医提到的体质是什么

体质的辨识在儿童健康发育与疾病诊治等方面扮演着重要的角色。儿童体质是在先天因素和后天因素的长期影响下所形成的个体特征，体质和某些易患疾病之间具有密切的联系，对于医生的用药具有指导意义。

家长也可以学着辨识儿童的体质，有助于在日常生活中及时调整饮食起居，善用一些食疗来调理孩子的体质至一个平和的体质上，起到预防疾病的作用。长期来看，儿童养成一个健康的生活习惯，也能伴随他的终身，从而少生病、少用药，有助于健康成长。

2 体质与哪些因素相关

中医体质学说认为，个人体质的形成不仅与先天因素（遗传）有关，还与后天因素如自然、环境、家庭、社会、饮食等因素有关。体质在一定时期内不会发生太大的改变，具有相对稳定性，但同时又具有可变性，这一特征成为中医"调体"理论的基础。

中医最早对人群的体质分类阐述，可追溯到春秋战国时期，《黄帝内经》就对体质类型的分类方法进行了具体的阐述。《灵枢·阴阳二十五人》曰："先立五形金、木、水、火、土，别其五色，异其五形之人，而二十五人具矣。"此后，历代医家结合其各自的临床实践及时代特点，丰富和发展了中医体质学。东汉张仲景提出了"强人""羸人""盛人""虚弱家""虚家""素盛今瘦""阳气重""其人本虚"等多种体质特征，从不同侧面描述了体质差异。

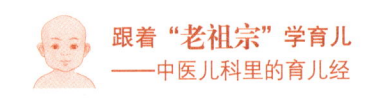

3　中医典籍对儿童体质的记载有哪些

中医典籍中关于儿童体质学说的观点主要包括纯阳学说、稚阴稚阳学说及五脏有余不足学说。古代医家对儿童体质特点的认识最早来源于《黄帝内经》。《灵枢·逆顺肥瘦》曰："婴儿者，其肉脆，血少，气弱。"我国第一部中医儿科专著《颅囟经》提出："凡孩子三岁以下，呼为纯阳，元气未散。"认为小儿生长发育迅速，受邪生病则多易从阳化热，病多有热、动、燥等特点。例如，在幼儿时期，感染容易出现小儿高热惊厥、烦躁等症状。清朝医家吴鞠通在其《温病条辨·解儿难》中提出不同见解，认为"古称小儿纯阳，此丹灶家言，谓其未曾破身耳，非盛阳之谓。小儿稚阳未充，稚阴未长者也。"提出了"稚阴稚阳"学说，为后世医家所推崇，普遍认为阴指体内精、血、津、液等物质，阳指体内脏腑的各种生理功能；"稚阴稚阳"指小儿无论在物质基础还是生理功能等方面都是幼稚不完善的。此外，明朝医家万全结合五脏功能，提出"五脏有余不足"之说，认为小儿具有"肝常有余，脾常不足，心常有余，肺常不足，肾常虚""肺脏易伤"等生理特点。

4　儿童体质分哪几类

儿童体质一般可以分为平和质、阴虚质、阳虚质、气虚质、痰湿质、气郁质、血瘀质、特禀质。

5　平和质的宝宝什么样

身体健康的儿童体质主要是平和质。一般平和质也代表了强健壮实，体态适中，面色红润，精力充沛。《灵枢·天年》云："五脏坚固，血脉和调，肌肉解利，皮肤致密，营卫之行，不失其常，呼吸微徐，气以度行，六腑化谷，津液布扬，各如其常，故能长久。"平和质的儿童气血生化运行正常，体格健康，心身舒畅，抗病力强。

饮食宜忌：对于健康的宝宝，在家庭喂养方面，饮食应有节制，粗粮、细粮要合理搭配，多吃五谷杂粮、蔬菜、瓜果。

食疗妙方：沙参山药粥。沙参、山药、莲子、葡萄干各20 g，白糖适量，粳米50 g。先将山药切成小片，然后与莲子、沙参一起泡透，再加入所有材料，用大火煮沸后，再用小火熬成粥。此粥具有益气养阴、健脾养胃之功效。

6 阴虚质的宝宝什么样

阴虚体质的宝宝容易出现手足心发热、口腔溃疡、口燥咽干、盗汗、便秘等问题。中医认为，盗汗是由于阴虚引起的。中医提到的"阴虚"指人体精、血、津、液等物质的不足。其中包括血液、津液、唾液等。这些液体在人体内循环流动，滋润着我们身体的每个角落。阴虚是指人体内阴液缺少，滋润濡养功能减退，使身体内阴阳不平衡，从而出现干燥的现象。

在《黄帝内经》中把盗汗称为"寝汗"，意思是晚上睡着以后身体就会出汗，等醒来后出汗的症状就消失了。阴虚的儿童怕热，体型一般消瘦，可能伴有情绪急躁等表现。

饮食宜忌：对于阴虚体质的宝宝，在饮食上，宜食用寒凉滋润之食物，如荸荠、梨、银耳、木瓜、桑葚、鸭肉等食物。这些都是滋阴的佳品。其中，银耳有滋阴养胃、生津润燥的作用，尤其适合肺阴虚和胃阴虚者。推荐肾阴虚体质的人日常多食黑芝麻、枸杞子、桑椹等食物。《本草求真》提到鸭肉"服之阴虚亦不见燥，阳虚亦不见冷"，对于阴虚内热体质的儿童，老鸭煲汤最为合适。饮食上，不宜多食性温燥烈之品。肉类在烹调时不要放太多辛辣调味料，免得变得燥热。阴虚怕热的宝宝更不能贪凉。阴虚体质的宝宝虽然经常感觉到很热，但也不宜多吃凉食降温，夏天也要避免空调过冷。

食疗妙方：莲子百合粥。莲子10枚，百合15 g，糯米100 g。糯米浸泡水中后，加水煮沸，将浸泡后的莲子百合加入糯米粥中，煮熟后加适量冰糖调味。

7 阳虚质的宝宝什么样

阳气在人的体表，中医把它称为"卫气""卫阳"。卫指保卫的意思。阳气好比人体的卫兵，分布在肌肤腠理表层，抵御外邪侵袭。阳虚质的宝宝主要表现为平时怕冷、手脚发凉，平时运动不多，气血不足的表现。夏天不喜欢吹电扇及空调，性格多为内向。

《素问·生气通天论》云："阳气者若天与日，失其所，则折寿而不彰。"这句话的意思是说，人体的阳气，就像天上的太阳一样重要。没有了太阳，世界上的万物将无法生存。人没有了阳气，就会减损寿命或者夭折。所以人体离不开阳气就像万物离不开太阳一样，可见阳气对于人体来说是非常重要的。中医认为，阳气主升主动，阳虚主要表现为肾阳虚和脾阳虚。肾为先天之本，肾阳虚的儿童容易出现夜间遗尿、生长发育迟缓的情况。脾为后天之本，阳虚则无法温煦推动肾气、脾气，先天、后天之本均无法发挥其正常生理功能。

脾阳虚的儿童消化能力较差，吃寒凉食物容易出现腹泻或腹痛的情况。阳虚体质的儿童大多生活在寒冷的地区，也有可能是先天因素或者后天喂养不足而出现怕冷情况，可能兼见气虚质的表现。在平时饮食上要注意温补脾肾，祛寒。

饮食宜忌：在日常饮食上，应该多吃偏温热性的食物，如甘薯、红豆、黑豆、山药、南瓜、韭菜等。生冷寒凉的食物要少吃，如绿豆、苦瓜、梨、西瓜、黄瓜、冬瓜等食物。需要注意的是，阳虚体质儿童尽量不吃反季节食物，如冬天不吃西瓜。冬天吃寒凉的食物，即使在温暖的屋子里感受不到凉意，体内的阳气依然会受损。而羊肉、牛肉等有温阳之效，比较适合阳虚体质进补食用。一般入冬三九天或者夏季三伏天吃羊肉有助元阳、强体魄的作用。特别是在夏日三伏天，天地阳气最旺之时，阳虚患儿在每伏吃一次杜仲羊肉汤，能起到补阳的效果。

食疗妙方：韭菜炒虾仁。韭菜250 g，鲜虾仁100 g。麻油倒入锅中，烧至四成热，加入鲜虾仁翻炒片刻，放入切好的韭菜，再放入胡椒粉、食盐少许，再翻炒几下，熟即出锅。

8　气虚质的宝宝什么样

气虚质是由于元气不足，以肌肉松软、声音低、易出汗、易累、易感冒为主要特征的一种体质状态。气虚质的儿童常有语音低怯、气短懒言、肢体易疲乏、精神不振。在性格方面往往有内向、情绪不稳定、胆小等情况。气虚质的儿童通常肺脏功能与脾胃功能较弱。肺气不足，呼吸道抗病能力低下，会出现少气乏力。脾胃功能较弱导致营养物质不能吸收输布精微于头面四肢，容易出现肢体倦怠，头晕，少气懒言。还有一类儿童，先天不足，肾气不足无以推动生长发育，可以见到体质虚弱、肌肉松软，可以出现佝偻病或身材矮小等，营养状态较差，面色㿠白。

此类肾气虚的儿童由于遗传因素、胎儿时期孕育情况差、早产儿或低体重儿,生长发育较正常孩子落后较多。

饮食宜忌:气虚的儿童可以通过食疗调养,宜食有益气健脾作用的食物,一些甘温补气的食物是不错的选择,如强健脾胃的粳米、山药、莲子、鸡肉等。一些中药也具有补气的效果,如人参、黄芪等。这些食材做成药膳可以促进身体正气的生成。不宜多食生冷苦寒、辛辣燥热及寒热偏性比较明显的、有耗气作用的食物,如山楂、槟榔、大蒜、萝卜、薄荷、菊花、辣椒等食物。

食疗妙方:山药莲子粥。山药50 g,莲子20 g(去心),红糖6 g,糯米200 g,加适量水,共煮粥。此粥具有益气补血、益肺固精、强身健体的作用。山药是补气的良药,《本草纲目》中说:"益肾气,健脾胃,止泄痢,化痰涎,润皮毛。"并且山药补气是偏于健脾胃,不燥不热,性平,非常适合儿童食用。

9 痰湿质的宝宝什么样

痰湿体质是指水液内停而痰湿凝聚,形成以黏滞重浊为主要特征的体质状态。古人提出肥人多痰湿。宋朝杨仁斋在《仁斋直指方》中记载:"肥人气虚生寒,寒生湿,湿生痰。"故肥人多痰湿,这也说明了肥人多痰湿的根本原因是"气虚生寒"。清朝《石室秘录》中记载:"肥人多痰,乃气虚也,虚则气不能营运,故痰生之。"这也说明了气虚是痰湿生成的重要原因。

痰湿质的儿童一般体形肥胖,容易出汗,感觉人比较懒散困重,喜欢睡觉不爱动,经常感觉脸上有一层油,嘴里常有黏黏的或甜腻的感觉,喉中老有痰,可能经常会发出清嗓子的动作,舌苔较厚。这类儿童需要和湿热质的儿童做一下区别。湿热儿童有热象的表现，如怕热、口气重、大便干、小便黄，一般体型不胖。而痰湿质的儿童不怕热，形体肥胖，尤其腹部易有肥肥的一圈。痰湿儿童具有脾虚的表现，见乏力、懒言，脾是运化食物的重要器官，脾的功能出现异常，水湿便会积聚在体内导致痰湿，痰湿凝聚在身体的很多部位，便会出现肥胖。此类儿童也喜欢吃肉，如果食用了过多的、辛温的烧烤、煎炸类食物，可以转换为湿热的体质。湿热体质较痰湿体质表现为更热、更油腻的状态。痰湿质的儿童性格温顺，但是长期肥胖，可能引起心血管系统、内分泌系统等疾病，危害较大，还是要经常运动，保持良好体型。在调理方面需要从内外两方面进行。对外要注意改善居住环境，如保持居室干燥通风，居住之地不宜潮湿，在阴雨天避免淋雨等。对内要注重饮食调养。

饮食宜忌：饮食应以清淡为主，少食肥肉及甜、黏、油腻的食物。不暴饮暴食。可多食海带、冬瓜、荷叶、山楂、扁豆等食物。

食疗妙方：山药冬瓜汤。山药、冬瓜各 100 g，洗净，切成小块，加水 500 mL 煎煮至山药冬瓜酥软，盛出，服用。山药具有健脾化湿的作用，冬瓜具有清热利湿的作用，促进痰湿从尿液中排出。

10　湿热质的宝宝什么样

湿热质儿童平时喜欢食肉，尤其是相对热性的牛羊肉，还喜欢吃糖果、巧克力等零食，对于容易上火的热带水果也尤为热衷，会造成体内有积蓄的热量，加之喜欢吃荤菜，在体内形成无形之痰，痰与热结合，便是湿热之体。这样的儿童面部和鼻尖总是油光发亮，脸上生粉刺，皮肤瘙痒，口苦、口臭或嘴里有异味，大便黏滞不爽，小便有发热感，尿色发黄，说明平时喝水也不多，还有的儿童脚气重，手心汗多，结合舌红苔黄腻，也可以认为是湿热体质。在营养条件充足的现代社会，这类的儿童越来越多，而且常常伴有脾气急躁，爱发脾气。除了先天的因素之外，后天过量食用高热量、高脂肪类的食物，而少吃含有维生素的蔬菜，常常会导致此类体质的发生，这类孩子是容易感染疾病的。

饮食宜忌：饮食以清淡为原则，可食用多芳香的蔬菜，如香菜、藿香等，以及荷叶、绿豆芽、绿豆、冬瓜、藕、荸荠等甘寒、甘平、具有利湿功效的食物。喝粥也是很好的选择，可用茯苓、大米、小米适量，每天煮粥喝，可以起到健脾祛湿养胃的作用。煲汤方面可以选冬瓜、赤小豆同煲，亦能清热利湿。少食羊肉、韭菜、辣椒等辛温助热食物。少食糖果、巧克力等零食，少食火锅、烹炸、烧烤等食物。要注意多饮水，将体内的积热排出。

食疗妙方：绿豆莲藕粥。绿豆20 g，莲藕50枚，糯米100 g。糯米浸泡水中后，加水煮沸，将浸泡后的绿豆放入，将新鲜的莲藕切成小块，放入粥中共同煎煮，加适量冰糖调味。此粥具有清热利湿的作用，尤其适合在暑热之季服用。

11　气郁质的宝宝什么样

气郁质的儿童是一类情绪异常的儿童，懒言少语，常常闷闷不乐，多愁善感，不喜欢与人交流。由于先天遗传，此类儿童天生内向，或者由于后天家庭环境影响，儿童情绪抑郁，不思饮食，故而体形偏瘦。中医认为，肝具有调节情志的功能，如果肝脏疏泄不利，就会出现情志异常，还会表现为两胁部胀痛，胸闷，无缘无故地叹气，喉有异物感。现代生活节奏加快、学业压力繁重，很多儿童会出现心理问题，需要从源头上疏解。中医调理以疏肝理气为主，鼓励健身运动、人际交往，放松身心。

饮食宜忌：中医认为肝主疏泄，调节全身气机。平时应该多食用理气的食物。白萝卜可以顺气，是疏肝理气的食物。此外，宜食宽胸理气之品，如柑橘、黄花菜、海带、山楂、玫瑰花等具有行气、解郁、消食、醒神作用。香菜也是理气佳品，《本草纲目》认为："胡荽辛温香窜，内通心脾，外达四肢，能辟一切不正之气。"《嘉祐本草》提出："消谷，治五脏，补不足，利大小肠，通小腹气，拔四肢热，止头痛……通心窍。"

食疗妙方：陈皮粥。陈皮 10 g，糯米 100 g。糯米浸泡水中后，加水煮沸，将浸泡后的陈皮放入，加适量冰糖调味。此粥具有疏肝理气的作用，味道清香，适宜长期服用。

12 血瘀质的宝宝什么样

血瘀体质的根源是因为血行迟缓不畅。血瘀质的儿童表现为面色晦暗，可能长期患有某种慢性病后体内有无形的瘀血，中医认为"久病化瘀"，儿童面色的那种晦暗，不似萎黄或者黧黑，而是一种偏青色的暗沉，可伴有眼眶周围的黑眼圈，口唇颜色的青紫。在一些肺炎感染的后期，儿童可见舌质暗或舌下静脉瘀紫，是由于外邪犯肺，肺络受阻，也就是肺内的循环不畅而引起的瘀血。还有一类儿童肌肤干燥，头发毛糙，也可能是体内血瘀作祟。瘀血作为一种病理产物，与气血亏虚、阴阳两虚或过敏体质都关系密切，可以是天生血瘀质，也可以由于气血不足、阴虚或阳虚引起血行不畅，导致瘀血产生。

饮食宜忌：血瘀体质日常饮食宜食用如桃仁、山楂、黑豆、玫瑰花、金橘等具有活血、散结、行气、疏肝解郁作用的食物。少食肥肉等滋腻之品。推荐药膳：山楂红糖汤、黑豆川芎粳米粥。

食疗妙方：阿胶红枣木耳粥。阿胶15 g，红枣10枚，黑木耳10 g，糯米100 g。糯米浸泡后，加水煮沸，将阿胶用黄酒化开后，加红枣、黑木耳共同倒入糯米粥中，加适量冰糖调味。此粥具有活血散瘀的作用，尤其可以用于长期慢性病患儿的调理。

13 特禀质的宝宝什么样

特禀质是9种体质中唯一的特异性体质，也是西医所说的过敏性体质。根据《诸病源候论》中提到，母亲在怀孕期间若饮食过度寒凉，寒气会损伤胎儿肠胃，婴儿出生后，肠胃会有寒气。过敏体质的表现有很多种，易对药物、食物、气味、花粉及季节过敏，即使不感冒也会有鼻塞、流涕、流泪的症状。有统计分析显示，特禀质人群易患肺系疾病、过敏性疾病。在肺系疾病中最易罹患哮喘，尤其小儿哮喘疾病的发病率甚高；在过敏性疾病中变应性鼻炎、湿疹的发生与特禀质也有密切的关系。该体质主要是由于遗传因素，随着目前工业化的发展，空气污染，细颗粒物（PM2.5）也可以成为后天因素之一。尤其要注意戴口罩，防护呼吸道感染。

饮食宜忌：饮食宜清淡、均衡，粗细搭配适当，荤素配伍合理，宜食富含维生素的蔬菜，如胡萝卜、苹果、西红柿、卷心菜等；具有调理肺脾功能的水果，如鸭梨、桑椹、葡萄、草莓、苹果等。特禀质儿童可以多吃红枣。红枣中含有环磷酸腺苷，这是一种抗过敏物质，可以有效阻止过敏的发生。少食易引起过敏的食物，如荞麦、黄鱼、带鱼、海虾、海蟹、辣椒等辛辣之品、腥膻发物及含致敏物的食物。

食疗妙方：杜仲黄芪瘦肉汤。杜仲、黄芪各30 g，瘦肉适量。洗净后，瘦肉切片，一起入锅，加适量清水，共煲汤，吃肉喝汤，每周2～3次。

第二章

中医育儿传千年，"老祖宗"方法有道理

中医育儿歌

若要小儿安，常需三分饥与寒。
一把蔬菜一把豆，一个鸡蛋一点肉。
鱼生火，肉生痰，萝卜白菜保平安。
少喝饮料多喝水，煎炸熏烤伤脾胃。
缺锌缺铁儿常见，调理脾胃是优先。
有病没病吃小药，正当病时失疗效。
春捂秋冻应变化，穿衣五法要记牢。
背暖肚暖足要暖，头和心胸却须凉。

中医认为天人合一，即人和自然息息相关，人体要适应四季的更替、气候的变化，才能更健康地生活。对于儿童来说，每个季节都有好发的疾病，需要适时地增添衣物，合理喂养。如何安然地度过季节转换阶段，细心的父母要提前做好规划，尤其是针对一些特殊体质的孩子，更应该恰当防护。

1　如何在万物生长的春天做好防护

《素问·上古天真论》云:"上古之人,其知道者,法于阴阳,和于术数,食饮有节,起居有常,不妄作劳,故能形与神俱,而尽终其天年,度百岁乃去。"说的就是养生之道,其中提出法于阴阳,和于术数,饮食有节,起居有常等一些非常重要的纲领。现在世界卫生组织对于健康的定义不仅是没有病伤,而且是躯体上、精神上的健康和良好的社会适应能力。要身体和心理都健康,才是真正的健康。司马迁说:"春生、夏长、秋收、冬藏,此天道之大经也,弗顺则无以为天下纲纪。"春天3个月是万物推陈出新的季节,天地间的生气萌动,万物都欣欣向荣。在春天这个季节,应该入夜即睡觉,早一些起床,顺应春天调养"生气",从而更好地促进儿童生长发育。

2　如何在春季预防传染病

春暖花开的季节总是让人身心愉悦,但在气温回暖、空气质量改善的同时,各类细菌、病毒也已悄然而至,如常见的手足口病、麻疹、腮腺炎、水痘等传染性疾病均好发于此季节。因此,了解春季儿童常见传染病的特点及预防措施,对确保儿童健康成长至关重要。春季儿童常见的传染病多由病毒感染所致,其传播途径以呼吸道飞沫传播为主,因此在日常生活中注意儿童个人卫生对降低相关传染病发生概率至关重要。针对年龄尚小、在家中喂养的婴幼儿主要由家长们采取适当干预措施,如饭前便后要洗手、勤剪指甲、勤洗澡等。春季传染病高发时期尽量不去人多密闭的环境、室内定期开窗通风保持空气流通等;幼儿园、学校

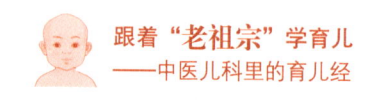

等集体环境更利于细菌及病毒的传播。因此，若条件允许者，应每日对室内进行紫外线消毒、物品高温煮沸、地面使用含氯消毒剂等。

3 如何预防春季哮喘及过敏性疾病

春季天气变化多端，空气中多粉尘。昼夜温差大，时有寒冷空气刺激，儿童对外界气温突变的适应能力较差，非常容易诱发哮喘。所以，预防哮喘就要了解气候特点，适应气候变化。春季是空气中过敏原较多的季节，再加上合适的气温和湿度，室内尘螨大量繁殖，空气中的致敏成分明显增加。春季，哮喘患儿气道内过敏性炎症会由此加重，使得儿童气道处于十分敏感的高反应状态，更容易发病，也是引起哮喘的重要原因。因此，为预防哮喘发作，应给儿童勤洗被罩、床单；采用湿式清扫，制作拉锁式卧具；改善居室环境，通风防潮；提倡无烟环境，减少被动吸烟；室内不养猫狗及花鸟；发病高峰适当减少户外活动。找出确切的过敏原，回避或控制哮喘的过敏原及其触发因素，是防治哮喘的重要手段，也是过敏体质儿童的家庭防护重要内容。

4 如何在烈日炎炎的夏季做好防护

《素问·上古天真论》提出："夏三月，此谓蕃秀，天地气交，万物华实。夜卧早起，无厌于日……此夏气之应，养生之道也。"夏季的3个月期间，是万物繁荣秀丽的季节，天气下降，地气上升，天气与地气上下交合，万物也就开花结果了。人们应该晚些睡觉，早晨早些起床，不要厌恶夏天日长天热，应该情志愉快。像有花苞的植物一样，使体内的阳气能够向外宣通开发，这就是适应夏天长气的调养。

5　夏季儿童如何补充清凉饮品和营养

儿童每次喝饮品应不超过500 mL，清凉饮品温度以10℃为宜，可选择绿豆汤、茶、乌梅汤。这些饮品除能补充水分外，还有轻度兴奋作用，有助于解除疲劳，改善食欲。夏季，在儿童出汗较多时最好多喝白开水来补充水分。

夏季是儿童们蓬勃生长的季节，对于儿童的饮食，可以参考"夏防暑热，又防因暑取凉"的原理。夏日炎炎，儿童上火，有的家长只给吃清淡的饮食，殊不知儿童正处于生长发育期，对营养的需求量较大，过于清淡的饮食会导致营养障碍，故夏季儿童的饮食应多样化，可补充鲜鱼、鲜肉、鲜蛋、猪肝等。夏天大量出汗，其体内有相当量的盐分随汗排出，所以要保证儿童每日一定的盐摄入量。

6　夏季儿童如何起居

夏天中午的时候气温最高，家长都希望孩子多睡一会儿少出去玩闹。但据科学研究表明，人体睡眠分为浅睡眠和深睡眠两个阶段。在通常情况下，人们在入睡80～100分钟后，便逐渐由浅睡眠转入深睡眠。因此，家长们不宜让孩子午睡时间太长，午睡时间过长孩子就进入深睡眠了，这样更不易叫醒，也不利于晚上睡眠。

房间空调不宜开的时间太长。长时间开空调的房间里，因为门窗紧闭而使室内新鲜空气含量特别少，室内空气干燥。儿童体内的水分调节能力不如成年人，在空调房内待久了容易疲乏，加之长期暴露在冷而干燥的空气中，呼吸道及消化道抵抗力下降，一些病毒和细菌就会乘虚而

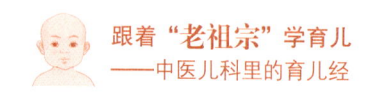

入，可引起上呼吸道感染和腹泻。因此，家长们要注意：如果使用空调，不仅需要多给孩子喝水，而且空调开放时间不要太长，并适当增加室内的湿度。

7 夏季如何保持个人卫生，如何防晒

夏天气温比较高，是各种细菌活跃的时间段，所以在这个季节儿童容易患上皮肤病、胃肠道疾病。家长要督促孩子每天勤洗澡，饭前便后勤洗手，保持良好的卫生，让孩子远离细菌。

夏天的紫外线是一年中最强烈的，这个时候家长一定要注意孩子的防晒工作。尤其到了暑假时，爸爸妈妈会带着孩子出去户外活动或者旅行，这时务必要给孩子准备好遮阳伞、遮阳帽、太阳眼镜和防晒霜。家长要选择合适的遮阳伞，夏季最好选择不透光的遮阳伞。出门前15～30分钟内涂抹防晒霜，用量至少有一元硬币大小，不要忘记如耳朵、脚、腿后等地方，至少每2小时重新涂抹一次防晒霜。

8 如何在干燥渐凉的秋季做好防护

《素问·上古天真论》云："秋三月，此谓容平，天气以急，地气以明。早卧早起，与鸡俱兴，使志安宁，以缓秋刑……此秋气之应，养收之道也。"在秋天3个月的时间里，是万物成熟收获的季节，天气已凉，风声劲急，地气清肃，万物变色。在秋季，应该早睡早起。儿童的生物钟应该像公鸡一样，天黑就睡觉，天亮就起床。使意志安逸宁静，来缓和秋天肃杀气候对人体的影响，收敛神气，使肺气保持清净，这就是适应秋天收气的调养。如果违反了秋季养生之道，会损伤肺气，使人在冬天的

时候潜藏能力降低。

9　如何在秋季防治腹泻

儿童秋季突然腹泻，大多是由于儿童体温调节功能不完善容易着凉而引起。如果碰巧吃了不卫生的食物，尤其是沾有致病菌的食物后更容易腹泻。应用抗生素能控制腹泻，但对病毒性腹泻往往无效。因为抗生素只能杀灭细菌，而不能消灭病毒，所以秋季要特别注意食品清洁，尤其是瓜果，要确定洗净后再给儿童吃，而且不能吃太多。典型的儿童秋季腹泻特点是起病较急，常伴有咳嗽、发热等风寒感冒症状，或有呕吐、排泄如水样便，臭气不明显时，应该让儿童的消化道休息。可以禁食1小时，禁食期间喂适量淡盐水，随后再慢慢恢复饮食。为防止剧烈腹泻后脱水、酸中毒和电解质紊乱，腹泻特别严重时应该以补液等西医对症治疗为主。

10　如何在干燥的秋天保持滋润

入秋以后，空气湿度降低，人明显感觉到鼻腔和皮肤干燥。中医把这种气候特点称为"燥"。此时人体容易因肌体缺水而引起一系列症状。儿童身体容易受燥邪侵袭而伤肺，出现口干咽燥、咳嗽少痰、流鼻血等各种秋燥症状。此时应适当增加喂水量和喂水次数，或将梨、柑橘、藕、葡萄等榨成汁，代替水经常喂给儿童，有滋阴润燥的效果。

11　如何在秋天补充营养，增添衣物

儿童在秋季食欲旺盛，此时食物来源最丰富，是调节营养状况的关

键时期。要注意膳食平衡和各种营养素的摄入，应该保证蛋白质、脂肪、糖类（碳水化合物）、纤维素、钙、磷等的摄入。可多吃一些谷类、蛋类、瓜果类食物及蔬菜。还可以选择益肾润燥的黑芝麻、核桃，健脾养胃的栗子、桂圆，滋阴润肺的百合、银耳等。这些食物很适合用来煮粥。在保证合理饮食情况下，没有必要给儿童吃补药和营养品。过多地服用营养品往往会使儿童进食后有饱滞之感，进而造成消化不良，发生厌食、腹胀等症状，妨碍生长发育。

古话说"春捂秋冻"，指的是在穿衣方面，秋季可以适当缓慢添衣。虽然儿童没有大人耐寒，但始终处于运动状态，身体随时都产生热量。可以给儿童穿得少一些，不仅便于活动，还能增强体质，使儿童少患感冒。

12　如何在寒冷封藏的冬季做好防护

《素问·上古天真论》曰："冬三月，此谓闭藏，水冰地坼，无扰乎阳。早卧晚起，必待日光，使志若伏若匿，若有私意，若已有得，去寒就温，无泄皮肤……此冬气之应，养藏之道也。"冬天3个月是万物生机潜伏闭藏的季节，此时河水结冰，地面冰冻。人们不要扰动阳气，应该早点睡觉，迟些起床。最佳的起床时间应该是日出之时。在这个严寒之际，应该保持温暖，不要使皮肤开泄汗出，而致使闭藏的阳气受到了影响。这就是适应冬天藏气调养的方法。中医认为，如果冬天违反了养生之道，容易损伤肾气。因为肾主水，主收藏。这样到了来年春天，人体的适应能力会下降。

13　如何预防冬季呼吸系统疾病

冬季呼吸系统疾病是儿童的常见病、多发病，包括上、下呼吸道急、慢性炎症，胸膜疾病，呼吸道异物等。呼吸系统疾病的主要病变在气管、支气管、肺泡及胸腔，其中，肺炎最常见。生病的儿童在家里需要合理饮水，少量多饮。不论是否咳嗽，都应该积极让儿童喝水，不要等口渴了才想到喝水。儿童饮用足够量的水，能使黏稠的分泌物得以稀释，从而容易被咳出。同时，喝水能改善血液循环，使机体代谢产生的废物或毒素迅速排出体外，从而减轻对呼吸道的刺激。

14　如何在冬季补充营养

冬季咳嗽的儿童饮食以清淡为主，多吃新鲜蔬菜，可食少量瘦肉或禽蛋类食品。切忌油腻、鱼腥，蔬菜、水果不可或缺。饮食注意均衡营养，若想提升儿童的免疫力，请拒绝给儿童吃高油、高糖的精致化加工食品。多吃天然食物，多吃富含维生素和矿物质的蔬菜、水果。绿叶菜中富含铜离子，可以提高儿童的抵抗力。有些家长会在冬天给孩子用一些膏滋药物冬令进补，需要提醒家长的是，一定要在专业医生的指导下服用补品，一些中药含有激素会引起儿童性早熟，如紫河车、燕窝等，不宜使用，而且要尽量少用温补肾阳的药物如人参、冬虫夏草等，避免对生长发育有不良的影响。

15　如何在冬季锻炼身体

建议从初秋起就用冷水洗脸、擦浴，或定期让肌肤与清爽空气做亲密接触等。训练方式各有不同，关键在于持之以恒。但要注意把握一个度，寒潮来临不可盲目"冻"，以免锻炼不成反而受寒生病。多参加户外运动，这是预防呼吸道感染的最好方法。要让孩子经常到室外活动，晒阳光和呼吸新鲜空气。此外，有研究表明，补充维生素D可以帮助儿童预防冬季呼吸系统疾病。

第三章

宝宝体弱妈妈别急，这样调理很有用

　　孩子的健康成长绝非易事，良好的生活习惯能给孩子建立正确的生活态度，对于健康大有裨益。健康有身体和心理都发育健全两层概念。在合理喂养孩子的同时，要建立孩子正确的生活态度，如良好的生活习惯、合适的运动，还有起居上的调护。建议家长要准备一些儿童常用的药物，在家合理使用，及时退热，避免高热惊厥等不良后果，同时一定要在医生的指导下使用抗生素。

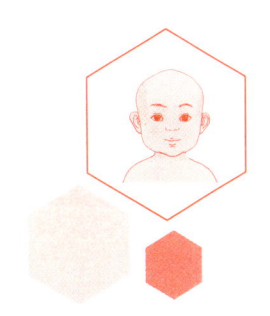

1　为何从小做"规矩"，养成好习惯

我国早在南北朝时期，学者颜之推便提出了"及早施教"的观点，意为在幼儿刚刚能区分人的喜怒哀乐时，便要对其进行教育。以幼儿良好习惯培养为例，经过长期的教育，便能使幼儿养成良好习惯，若待其年龄增大后，再对其进行教育，教育效果便会大打折扣。现代学者叶圣陶提出："对于良好习惯的培养，就是要去做，而不是一味向学生讲道理，讲道理那只是语言的游戏。良好习惯只有落地于生活，才能一辈子受用。"

孔子曰："少成若天性，习惯如自然。"可见，养成良好的行为习惯对一个人的一生尤为重要，好习惯是一个人一生的宝贵财富。一个人要想成功，没有良好的生活习惯是很难的。幼儿是人一生习惯的启蒙阶段，这个阶段是人类大脑发育的高峰期，是良好习惯养成的最佳时期，也是人生身心发展的最佳时期。因此，幼儿良好习惯的养成就显得尤为重要。

2　有哪些做"规矩"的好方法

首先是培养孩子的仪式感。仪式感是指做一件事，就像是在进行一种仪式，让你觉得它非常神圣。仪式感可以增强好习惯养成过程中的趣味性和温情性，让孩子们在具有仪式美感的生活中培养好习惯。这个小小的仪式其实是一种强烈的自我暗示，暗示你必须要认真地对待这件事。其次是增加孩子做成事情后的成就感。成就感是人的本性，是孩子先天就具备的，家长可以利用环境，甚至是创造环境，对孩子们施加外在影响和教育手段，激发儿童心中的成就感，利用和增强这种强大的先天能

量，使其转变为习惯养成的内在动力。马斯洛的需要层次理论指出，人的最高级需求是自我实现需求，也就是成就感。当孩子完成一件事情或者一个任务时，家长可以进行表扬，可进一步激发他的自信心，从而培养好习惯。只有让孩子感受到通过努力获得的认可，满足了心理潜在需求，实现了自我价值感，产生了成就感和愉悦感，那么他自然而然会选择继续做下去。

3 合理运动的好处有哪些

孩子适当锻炼身体对生长和发育多有益处，主要表现为以下几方面。

（1）促进骨骼、肌肉发育：坚持运动可以增加骨组织营养，使骨质坚固，更好地保护内脏。同时运动可促进骨骼生长，帮助孩子长高。

（2）增加食欲：运动量增加会导致机体大量热量被消耗，促进胃肠道蠕动，加强消化吸收能力，进而产生饥饿感，促进食欲。

（3）增强免疫力：孩子多参加户外活动可增加日晒，促进钙吸收，提高机体免疫力，减少细菌病毒的感染。

（4）促进智力发育：研究表明，运动会促进孩子的智力发育。孩子参加不同种类的运动可帮助孩子掌握新动作、新技能。

（5）提高身体素质：幼年的锻炼可全面提高身体素质，如力量、柔韧、协调、平衡、肌肉耐力，调动孩子身体内部器官活动，加强心、肺功能，并促进新陈代谢。

（6）预防近视：运动是预防近视的有效方法，特别是户外运动。乒乓球、羽毛球等球类运动对预防近视有很好的效果。

（7）培养终身运动的习惯：在儿童时期运动可培养孩子参加锻炼的

兴趣，引导孩子养成终身坚持体育运动的习惯。终身运动可有效减少肥胖、高血压、冠心病、糖尿病等疾病的发病，使孩子从中获益。

4　怎样安排孩子做合理的运动

选择怎样的运动方式、运动多久要根据孩子的年龄特点和兴趣爱好。

（1）活动方式：未满月的新生儿不必到户外去呼吸新鲜空气，可以通过开窗的方式保持房间空气新鲜。如果阳光充足，可以让宝宝在阳台等有光照的地方晒太阳。如需户外活动，春秋季节气温适宜，可抱至户外5～10分钟。冬季需选择风小且有阳光的时候进行，夏季应在阳光不直射的树荫下活动。较大的孩子一年四季均可在户外活动，宜选择人较少且空气新鲜的地方活动。夏季可每日活动，冬季宜隔日活动。活动的时间需要由短变长，让宝宝逐渐适应。一开始可以是几分钟，然后逐渐延长至1～2小时。活动过程中家长要观察宝宝的精神状态，尽量让宝宝在精神饱满的状态下进行。如遇天气骤变要暂停户外活动。

（2）运动项目选择：儿童期的年龄范围大，身体的发育水平明显不同。即使年龄相同，不同孩子生活环境、习惯、营养状况、运动经历的不同，在运动项目的选择方面会存在差异。因此为自己孩子制订运动计划时，必须考虑这些因素。

新生儿及婴幼儿时期的身体锻炼以被动的方式为主，如抱、逗、按、捏等，有利于宝宝健康。较大一些的孩子可逐渐过渡到走、跑、跳、拍球等更为复杂的活动。3岁以上的孩子可以进行一些能够锻炼整体协调能力的运动项目，如跳绳、单腿跳、过独木桥、游泳等，使活动形式更为多样。5岁以上的孩子已具备较为完善的独立意识，可选择一些具有"技术含量"的活动，如轮滑、舞蹈、跳皮筋、打羽毛球等。此时，孩子会表现出对不同运动项目的兴趣，家长可根据孩子的兴趣制订运动计划。尤其是不爱运动的孩子，可以尝试选择球类、游泳等活动，激发孩子锻炼身体的兴趣。8岁以上的孩子可重点定向培养孩子的运动能力，锻炼体魄的同时磨炼意志。在孩子对运动项目非常熟悉的情况下适当增加强度，同时做好身体的保护措施，避免运动受伤即可。

家长须注意，有部分活动儿童不宜进行，如拔河、长跑、倒立、掰手腕、锻炼肌肉等。因为孩子处于生长发育阶段，生理功能与成人不同，不适宜参加这些对心、肺功能负担大、对抗性强、易损伤的活动。

孩子运动前后需注意以下几点：① 制订锻炼计划，家长要为自己孩子制订合理的锻炼计划，观察孩子对哪些运动感兴趣、每次能坚持多长时间、活动过程中能否一直保持很积极的状态等，帮助孩子更好地达到运动效果。② 重视热身运动，热身运动是避免孩子在运动时受伤的重要措施。在运动前，要鼓励孩子做会儿拉伸运动，增加身体柔韧性，预防肌肉拉伤。③ 购置防护用品：如参加轮滑时佩戴护膝、护肘，打球时戴好护腕，骑车时戴好头盔等。④ 及时增减衣物，孩子运动前可脱一件衣服，保证活动时身体的伸展，减少运动时出汗。活动后要及时添加衣物，以免汗出后受凉。⑤ 运动后及时补充水分和营养，孩子运动后要及时补充水分，并且通过膳食补充运动过程中的能量消耗。补充的食物要多样化，包括米面类的主食及鱼、肉、蛋、奶等高蛋白质食物。

5 如何保护孩子的视力

爸爸妈妈们不妨试试使用"20-20-20"规则定时休息。每隔20分钟，移动眼睛看约6米（20英尺）外的物体至少20秒。孩子的书桌椅应调整好高度，保持正确的读写姿势，读书写字的时候保持"三个一"，即握笔的手离笔尖一寸［1寸=（1/30）米，约3.33厘米］、眼睛离书本一尺［1尺=（1/3）米，约33.3厘米］，胸口距书桌一拳。此外，要改掉不良的用眼习惯。不要在吃饭、卧床的时候看书或者使用电子产品，不要在光线过暗或者阳光直射的情况下看书写字，读写的过程中应同时打开房间大灯和台灯，台灯要有足够和均匀的亮度及色温，书籍纸张应避免精装的铜版纸，从而减少眩光的发生。孩子们要保证充足的睡眠和合理的营养。保证充足的睡眠和合理的营养是眼部健康的基础。建议小学生每天睡眠时间达到10小时，初中生9小时，高中生8小时。儿童青少年需要均衡的营养，不挑食、不偏食、不暴饮暴食，少吃糖，多吃蔬菜、水果，每天饮水不少于1500 ml。

6 如何缓解孩子眼疲劳

（1）敷毛巾：如果眼皮耷拉、眼神惺忪，这很可能是眼睛血液循环不良的信号。此时可以先将湿毛巾放入微波炉中加热30～50秒，然后取出毛巾，待毛巾不烫手时，再敷于眼皮上1～2分钟。毛巾热敷有活血解乏的作用。如果眼球充满血丝，则可能预示着眼睛"上火"或有炎症，此时可用毛巾冷敷1～2分钟。

（2）科学眨眼：紧闭双眼，让眼睛周围肌肉紧张，坚持3秒后迅速睁开眼，眨眼几次。再重复上面的动作至少4次。眼科专家表示，外压可暂时提高眼睛内液体的压力，类似按摩，用力眨眼30秒有助消除眼皮浮肿。但需要注意的是，角膜有问题者应慎用此方法。

（3）多吃水果蔬菜：注意饮食合理搭配，如粗细粮搭配、荤素菜搭配等，少吃甜食，多吃富含维生素的蔬菜、水果及钙质食品，适当吃些海带、胡萝卜、芹菜、动物肝脏等。

7 如何训练提高孩子的注意力

发现孩子感兴趣的事物，利用孩子感兴趣的事物与要学习的对象建立关联，进行合理引导。根据孩子的年龄特点，让他学会在一定时间内集中注意力。当孩子能够做得很好时，可逐步延长一次性集中注意力的时间。不干扰孩子，当孩子正专注于自己所做的事情时，家长不要出于好意打扰孩子，营造有利于注意力集中的环境，如为孩子搭建一个不受干扰的游戏角落或学习区，将环境收拾得有条不紊。交给孩子一个规定时间范围内完成的任务，教孩子学会分配时间，学会自己掌控时间，让他知道如果集中在相对短的时间内做好一件事情时，便有更多的时间做其他事情。在家中可以进行拼图等精细动作的游戏，让孩子通过该类型的游戏对注意力进行训练。

8 过敏体质的孩子为何需要居家护理

现代社会有越来越多的过敏体质孩子，他们发生过敏有一部分原因是因为父母亲的遗传，另一部分原因则与许多地区工业化发展加剧、空气污染日益严重有关。孩子过敏有各种各样的表现，1岁以下的婴儿以皮肤湿疹最为常见。伴随着孩子年龄增长，可以逐渐出现鼻塞流涕、打喷嚏、眼痒、鼻痒的过敏性鼻炎症状。严重过敏的孩子可以出现哮喘，表现为咳嗽喘息反复发作，夜间尤其明显，喉中听见哮鸣声，相对来说治疗方法复杂，治疗时间较长。

不论是哪种过敏性疾病，预防都是非常重要的环节。中医强调"治未病"，尤其强调预防的积极作用。因此对过敏体质的孩子做好居家环境防护是十分重要的。对于孩子来说，有两大类过敏原可引起过敏反应，即食入性过敏原和吸入性过敏原。这两类过敏原中较为常规的项目可通过血液进行检测，如食入性过敏原中的蛋黄、蛋白、海鲜、小麦、苹果等及吸入性过敏原中的户尘螨、粉尘螨、花粉等。一旦明确过敏原，食入性的过敏原避免接触较为简单，但吸入性过敏原就需要有效的居家环境防护才能减少过敏症状。

9 过敏体质的孩子居家护理有哪些要点

过敏体质孩子的家庭要保持环境清洁。家里所用的地毯、床垫、沙发、被褥等含有大量的纤维，不但容易滋生螨虫，而且能直接刺激孩子的呼吸道。螨虫对孩子所构成的危害十分大，可诱发过敏性疾病和其他皮肤问题。因此妈妈们一定要注意家里的环境。像孩子的床上用品、家居用品要经常换洗，在阳光充足的时候，要经常拿出去晒晒。此外，建议不要饲养宠物。猫和狗的毛发和皮屑是孩子常见的吸入性过敏原，会明显增加孩子患过敏性皮炎及呼吸道过敏（如哮喘、鼻炎）等疾病的发生概率。家庭还要保持环境干燥，不要滋生真菌，真菌也是引起孩子皮肤过敏的主要原因之一。真菌一般生长在地下室和浴室这些潮湿的环境中，建议妈妈们最好少让孩子接近这些地方，而且空调也要定期更换滤网和使用空气过滤器。住在一楼的家庭会有些潮湿，家长可以在孩子的房间中使用除湿仪器。

10 有哪些常见的环境过敏原，如何避免

灰尘和尘螨是最常见的过敏原，但是可以通过恰当的方法有效减

少。家中最好不要用地毯，尽量用皮质、木质的家具。注意保持环境清洁，减少灰尘，室温最好保持在25～28℃，起居室内湿度也应维持为30%～60%。此外，让孩子远离毛绒玩具、家中宠物、二手烟，同时清洁剂、洗衣粉、消毒水等化学物质也不可与孩子的肌肤直接接触。

清洁舒适的居家环境，有助于孩子避免接触过敏原，结合合理的饮食、适当的运动及中医中药的调理，可以提高孩子的免疫力，减少过敏反应，治愈过敏体质不再难。

11　要不要准备一个家庭常备小药箱

小儿脏腑娇嫩，肺常不足，脾常不足，因而小儿呼吸系统疾病的发病率居儿科首位，其次是消化系统疾病。儿童在家生病时，有一些急需的药物可在家服用，如退热药等，因此有一个齐备的家庭药箱很重要。

12　如何准备治疗发热的小药箱

药箱目录：体温计1支（建议选用肛表及耳温枪），退热贴1盒，退热药1盒（布洛芬混悬液、对乙酰氨基酚混悬液、退热栓）。

《素问宣明论方》云："大概小儿病者，纯阳多热，冷少。"小儿感邪后易化火化热，以发热性疾病为主。儿童发热时可出现面色红、口唇干燥、昏昏欲睡等表现。手足发冷是起高热的前兆，同时可出现怕冷寒战，这时候家长一定要及时测量体温。

鉴于测量舌下温度有咬碎水银体温计的风险，建议测量儿童腋下温度或直肠温度。测量腋下温度时请先擦干腋下汗水，尽量夹紧胳膊，测量3～5分钟，读数时加0.5℃即为目前的体温。儿科医生建议家长测量直肠温度，因为这样更准确，使用前先用开塞露（即甘油）涂抹于体温计（肛表）头部，可以更顺畅地塞入肛门，塞入约5 cm即可，3分钟后读数减去0.5℃为目前体温。

耳温枪使用简单，读数迅速，儿童容易配合，现在受到了越来越多家长的喜爱，儿科医生建议使用，在就诊时也可以随身携带来检测孩子的体温波动。

退热贴是一种简单易行的物理降温的方法，贴于额头，可以降低大脑局部温度，保护大脑细胞不受损害，没有痛苦及不良反应，建议家中常备。

退热药要注意在阴凉避光处保存，使用时可能会有白色的沉着物，摇匀后使用，这不是变质的标志。谨慎小心的家长把退热药放置于冰箱冷藏也是可以的。退热栓使用时容易捏碎，融化，注意保存的温度，切不可暴露于高温中。

13　如何准备治疗感冒的小药箱

药箱目录：棉签1袋，喷鼻子的生理盐水或海盐水（含喷鼻装置）1支。

中医学认为，儿童乃"稚阴稚阳""肺常不足"之体，脏腑娇嫩，形气未充，极易感受风寒邪气而引发鼻塞、流涕等，导致鼻渊的发作。小儿鼻塞流涕是感冒时的常见症状，由于空气污染及遗传的因素，现在也有一部分孩子患上了过敏性鼻炎，也表现为鼻塞流涕、打喷嚏，尤其在气候变化时加重，闻到异味时也会发作。在清晨及晚间，鼻塞的症状会更加明显，儿童常常因为鼻子不通而睡不着觉。

采用物理的方法，如祛除鼻屎是比较有效的方法，这需要家长们的耐心及技巧，年龄较小的儿童可以在哺乳时用沾湿的棉签小心抠出鼻中硬结的鼻屎。若鼻塞不通不是鼻屎的原因，可以使用喷鼻子的生理盐水或海盐水冲洗鼻腔，因为该操作需要一些配合度，所以建议大一些的孩子使用。

14　如何准备治疗呕吐腹泻的小药箱

药箱目录：蒙脱石散1盒，益生菌1盒，开塞露2只。

胃肠道疾病也是儿科的常见病，表现为呕吐、腹泻、便秘、腹痛等。因为胃肠道疾病病情通常复杂，且重症亦不少见，家长需要掌握的原则是，情况严重如精神萎靡应该尽早就医。对于一些轻症吐泻的可以按照说明书服用蒙脱石散，益生菌要根据品种判断是否放冰箱。值得一提的是，开塞露除了有通便的疗效外，还可以润湿体温计，能够缓解体温计插入肛门时的不适，口唇干裂的孩子还可使用这种不含香料和色素的甘油滋润口唇。

15　如何准备孩子外伤时的小药箱

药箱目录：碘伏、棉签、创可贴等。

碘伏对伤口没有刺激，使用时不疼痛，较乙醇更适合孩子的伤口。小伤口可自行处理，要注意保持局部的清洁、干燥。若伤口大而深、孩子抵抗力差就要及时就医，避免继发全身感染。

16　哪些是不需要备用的药物

不需要准备抗生素、保健品。

有些家长喜欢盲目地囤一些抗生素，在孩子生病时自行使用，这是极不可取的。滥用抗生素会形成耐药菌株，影响孩子的免疫力，扰乱肠道正常菌群。而且儿童抗生素的使用讲究用量、疗程，因此，一定要在医生的建议下使用。

保健品目前也受到了一部分家长的关注。现在的生活水平提高了，家长对孩子健康的意识增强了。而家长易受广告影响，盲目地补充维生素及矿物质。如此会导致身体功能的不平衡，同样易致疾病。到专业的儿童保健科医生处进行相关检查是明确"缺什么"的最好方法。此外，冬虫夏草、燕窝等进补类的中药材也应该慎用，使用后可能会导致性早熟，影响孩子的身心健康。

17 家庭小药箱还有哪些注意要点

（1）及时清理、清除过期的药物。

（2）药品应使用正规厂家的药品，包装上应有"国药准字"的批准文号，剂型可选择孩子容易服用的混悬液、颗粒剂等剂型。

（3）注意药物的余量，不要在着急使用时发现不够了。

（4）家庭药箱的药品主要针对症状的改善，若用药1～2天未有好转，应该尽早就医。

（5）掌握家庭附近药房的位置、营业时间、大致药品目录，如急用布洛芬混悬液等退热药，可以及时购买。

第四章

喂养是个大学问，吃好身体才会棒

儿童的喂养是每个父母必须面对的任务，尤其对于新手父母来说，如何添加辅食，如何把握好频率和量，需要一定的技能。同时需要父母观察孩子的特点来有的放矢。等宝宝逐渐长大了，部分父母还会面临吃得太多或者吃得太少的问题，直接导致儿童发育过快或缓慢，肥胖或消瘦，对健康及学习生活有一定的影响。因此，科学合理的喂养是一门大学问，爸爸妈妈就跟着我们，从孩子由小到大的时间轴，来学习一下喂养的关键步骤和注意事项，从而更好地照顾孩子。

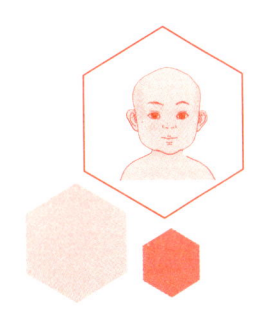

1　母乳喂养还是人工喂养

婴儿的喂养方式可以选择母乳喂养或人工喂养。母乳喂养被认为是最佳的喂养方式，因为母乳中含有丰富的营养物质，可以提供婴儿所需的抗体和免疫力。如果母亲能够产足够的乳汁并且没有健康问题，那么母乳喂养是首选。然而，如果母亲无法产乳或有其他健康问题，人工喂养也是一个可行的选择。在选择人工喂养时，父母宜选择符合婴儿月龄的配方奶粉，并按照说明正确配制和喂养。

2　婴儿喂养频率和量是多少

婴儿的喂养频率和量是需要注意的重要因素。新生儿通常需要每天喂养8～12次，而随着婴儿的成长，喂养次数会逐渐减少。父母应该根据婴儿的需求来确定喂养频率，但也要遵循医生或专业人士的建议。关于喂养量，新生儿的胃容量较小，每次喂养应适量，以免过度喂养或引起消化不良。随着婴儿的成长，喂养量会逐渐增加，但仍需注意不要过度喂养。

3　什么是婴儿正确的喂养姿势

正确的喂养姿势对于婴儿的舒适和消化至关重要。对于母乳喂养，婴儿应该与母亲的乳房保持良好的接触，头部稍微仰起，以便能够正确吸吮乳汁。对于人工喂养，父母可以选择使用奶瓶和奶嘴，确保奶嘴的大小和形状适合婴儿口腔的发育。无论是母乳喂养还是人工喂养，婴儿

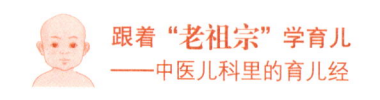

的身体应该保持直立或稍微倾斜，以避免吞咽困难或呛奶的情况发生。

4 如何观察婴儿的饮食偏好和过敏反应

每个婴儿的饮食偏好和过敏反应都可能不同，因此父母需要仔细观察和了解自己的宝宝。在引入辅食之前，父母应该向医生或专业人士咨询，并逐渐引入单一食物，以观察婴儿对食物的反应。如果婴儿出现过敏症状，如皮疹、呕吐或腹泻，应立即停止喂养该食物，并向医生咨询。

5 如何培养婴儿良好的喂养习惯

良好的喂养习惯对于婴儿的健康和发育非常重要。父母应该创造一个安静、舒适的环境，避免喂养时的干扰和噪声。喂养时，父母可以与婴儿进行眼神交流和亲密接触，以增强亲子关系。此外，父母还应该遵循固定的喂养时间表，以帮助婴儿建立规律的饮食习惯。

婴儿的喂养是一项需要耐心和细心的任务。正确的喂养方式和注意事项对于婴儿的健康和发育至关重要。父母应该选择适合婴儿的喂养方式，并遵循医生或专业人士的建议。同时，父母还应该注意喂养频率和量，保持正确的喂养姿势，观察婴儿的饮食偏好和过敏反应，并培养良好的喂养习惯。通过正确的喂养，父母可以为婴儿提供良好的营养和关爱，促进他们的健康成长。

6 在什么时段开始给宝宝添加辅食

添加辅食是宝宝成长过程中的重要一步。正确添加辅食可以满足宝宝的营养需求，促进其健康成长。通常，宝宝在出生后的4～6个月开始逐渐添加辅食。在此之前，母乳或配方奶是宝宝唯一的营养来源。添加辅食的时间应该根据宝宝的发育情况和医生的建议来确定。

7　如何选择适合宝宝的辅食

初次添加辅食时，可以选择一些单一的食物，如米粉、米糊、果泥等。这些食物易于消化，不容易引起过敏反应。随着宝宝逐渐适应辅食，可以逐渐引入更多种类的食物，如蔬菜泥、肉泥等。在添加辅食时，应该注意避免添加过多的盐、糖和调味品，以保证宝宝的健康。初次添加辅食时，可以选择较为稀薄的质地，逐渐过渡到较为浓稠的质地。这样可以帮助宝宝适应不同的口感和咀嚼能力。同时，添加辅食时应该注意食物的温度，不要给宝宝太烫或太冷的食物，以免伤害宝宝的口腔。有些宝宝可能对某些食物过敏或不适应，因此在添加新食物时要仔细观察宝宝的反应。如果宝宝出现过敏症状或消化不良的情况，应该停止添加该食物，并向医生咨询。

8　肥胖对孩子有什么危害

肥胖已经成为当今社会一个严重的健康问题，而儿童肥胖更是引起了广泛的关注。儿童肥胖不仅会影响他们的身体健康，还可能导致心理和社交问题。因此，如何防止儿童肥胖成了一个重要的话题。

肥胖的孩子更容易患上心脏病、高血压、糖尿病等慢性疾病。他们的骨骼和关节也承受着过多的负担，容易出现骨折和关节炎等问题。此外，肥胖还会影响孩子的呼吸系统，导致呼吸困难和睡眠呼吸暂停等症状。这些健康问题不仅会给孩子们带来痛苦，还会对他们的生活质量和寿命产生长期影响。

儿童肥胖还会对孩子们的心理健康造成负面影响。肥胖的孩子常常受到同龄人的嘲笑和排斥，他们可能会感到自卑、沮丧和孤独。这种心理压力可能导致他们出现情绪问题，如焦虑和抑郁。此外，肥胖还会影响孩子们的自尊心和自信心，限制他们参与体育活动和社会交往，进一步加剧了他们的孤立感和社交障碍。

9　如何防止儿童肥胖

为了防止儿童肥胖，应当鼓励他们养成健康的饮食习惯。要保证孩子摄入充足的营养物质，包括蛋白质、碳水化合物、脂肪、维生素和矿物质等。同时，要避免给孩子吃过多的高热量食物，如糖果、零食和油炸食品。建议家长给孩子提供均衡的饮食，包括新鲜的水果、蔬菜、全谷物和低脂肪的蛋白质（如鱼、鸡肉和豆类）。

适当的运动也是防止儿童肥胖的关键。现代科技的发展使得孩子们更容易沉迷于电子产品，如电视、电脑和手机等。长时间的静坐不仅会增加孩子的体重，还会影响他们的身体发育。因此，家长应该鼓励孩子参加体育活动和户外游戏，如跑步、游泳、骑自行车等。此外，家长还可以和孩子一起参加家庭运动，如散步、打篮球或者做瑜伽。通过积极参与运动，孩子们不仅可以消耗多余的热量，还可以增强体质和锻炼身体。

10　如何营造良好的家庭环境防止儿童肥胖

研究表明，睡眠不足会导致孩子的食欲增加，从而增加体重。因此，家长应该确保孩子每天有足够的睡眠时间。根据孩子的年龄，建议每天睡眠时间为10～12小时。此外，要养成良好的睡眠习惯，如固定的睡眠时间和舒适的睡眠环境。如果孩子有睡眠问题，家长可以向医生或专业人士咨询。

家庭环境也对儿童肥胖起着重要的影响。家长应该为孩子创造一个健康的生活环境。首先，要保持家庭饮食的多样性和均衡性。家长应该充当榜样，自己也要养成健康的饮食习惯。其次，要限制孩子接触高热量食物的机会，如减少购买糖果和零食的数量。此外，要鼓励孩子参与家务活动，如打扫房间、洗碗和做饭，这样可以增加他们的体力活动量。

防止儿童肥胖需要家长和社会的共同努力。通过培养健康的饮食习惯、适当的运动、良好的睡眠和健康的家庭环境，我们可以帮助孩子保持健康的体重，促进他们的身心发展。

11　中医药如何治疗儿童肥胖

随着现代生活方式改变，儿童肥胖问题日益严重。肥胖不仅影响孩子的外貌，还会引发一系列健康问题，如心血管疾病、糖尿病等。在这个背景下，中医药作为一种传统的治疗方法，被越来越多的家长和医生所关注。

中医药治疗儿童肥胖的原理是通过调整体内的阴阳平衡和气血流通来达到减肥的效果。中医认为，肥胖是由于体内湿气、痰湿、气滞等因素导致的。因此，治疗肥胖的关键是要清除体内的湿气和痰湿，调理气血的运行，使身体恢复正常的代谢功能。中医药治疗儿童肥胖注重整体调理，通过中药配伍和针灸等手段，帮助孩子恢复身体的平衡状态，从而达到减肥的效果。

中医药治疗儿童肥胖的方法多种多样，包括中药内服、外用药膏、针灸、推拿等。中药内服是最常见的治疗方法，根据孩子的体质和病情，中医师会开具相应的方剂。这些方剂通常由多种中药组成，具有清热解毒、利湿化痰、健脾益气等功效，能够帮助孩子排出体内的湿气和痰湿，促进新陈代谢。此外，外用药膏可以通过皮肤吸收的方式起到减肥的作用。针灸和推拿则是通过刺激穴位和经络，调理体内的气血运行，促进脂肪的分解和代谢。

中医药治疗儿童肥胖的效果是显著的。许多临床实践和研究表明，中医药治疗儿童肥胖可以有效地减轻体重，改善体质。中医药治疗注重整体调理，不仅可以减肥，还可以改善孩子的消化系统功能、提高免疫力等。与一些减肥药物相比，中医药治疗儿童肥胖更加安全可靠，没有明显的不良反应。

中医药治疗儿童肥胖是一种值得尝试的方法。然而，家长在选择中医治疗机构时应该注意选择正规的医疗机构。此外，中医药治疗儿童肥胖也需要家长的积极配合，合理安排孩子的饮食和运动，才能取得更好的效果。

12 儿童挑食有哪些主要原因

（1）味觉敏感性：儿童的味觉系统尚未完全发育，对于某些食物的味道可能更敏感，导致挑食。

（2）视觉偏好：孩子通常更喜欢色彩鲜艳、外观诱人的食物，对于外观较为普通的食物可能产生抵触情绪。

（3）家庭环境：家庭中的饮食习惯和食物选择对儿童的影响较大。如果家长本身对某些食物有偏好或排斥，孩子可能会受到影响而产生挑食行为。

（4）心理因素：孩子可能因为焦虑、压力或情绪问题而表现出挑食行为。

13　儿童挑食有哪些不良影响

（1）营养不均衡：儿童挑食可能导致摄入的营养不均衡，缺乏某些重要的营养素，影响身体健康和发育。

（2）健康问题：长期挑食可能增加患上肥胖、贫血、骨质疏松等健康问题的风险。

（3）社交困难：在社交场合，儿童挑食可能导致尴尬和隔阂，影响与他人的交流和互动。

（4）心理压力：家长对于孩子的挑食行为可能感到焦虑和困扰，增加了家庭的压力和紧张氛围。

14　如何改善儿童挑食

（1）提供多样化的选择：为孩子提供多种食物选择，包括不同的颜色、口味和质地，鼓励他们尝试新的食物。

（2）营造愉快的用餐环境：创造轻松、愉快的用餐氛围，避免强迫孩子吃某种食物或制造紧张的氛围。

（3）榜样的力量：家长可以成为孩子的榜样，积极参与并展示对各种食物的兴趣和尝试。

（4）逐步引导：逐渐引导孩子接受新的食物，可以从小量开始，逐渐增加分量，让孩子适应新的口味和质地。

（5）营养均衡：确保孩子的饮食营养均衡，可以向专业营养师咨询，补充缺乏的营养素。

（6）鼓励参与：让孩子参与食物的准备和烹饪过程，增加他们对食物的兴趣和接受度。

（7）耐心和理解：家长需要保持耐心和理解，不要过分强调孩子的挑食行为，避免产生负面情绪。

15 什么是儿童合理的饮食结构

合理的饮食结构是培养儿童健康成长的关键，一个合理的饮食结构能够提供足够的营养，帮助他们建立强大的免疫系统。

首先，儿童饮食结构应包含各种营养素，如蛋白质、糖类（碳水化合物）、脂肪、维生素和矿物质。蛋白质是儿童生长和发育所必需的，可以从鱼、肉类、豆类和奶制品中获取。糖类是提供热量的主要来源，可以从谷物、面包、米饭和土豆中摄取。脂肪虽然需要适量摄入，但是也是儿童大脑发育所必需的，可以从橄榄油、坚果和鱼类中获取。此外，维生素和矿物质对于儿童的生长和发育也非常重要，可以通过多吃水果、蔬菜和全谷物食品来摄取。

其次，儿童饮食结构应注重均衡。这意味着每餐都应包含来自不同类别的食物。例如，一顿健康的早餐可以包括谷物、水果和牛奶；午餐可以包括蛋白质来源（如鱼或鸡肉）、蔬菜和谷物；晚餐可以包括蛋白质（如豆类或肉类）、蔬菜和淀粉类食物。此外，儿童还应每天摄取足够的水分以保持身体的水平衡。

另外，儿童饮食结构还应避免过多的加工食品和高糖饮料。加工食品通常含有过多的盐、糖和不健康的脂肪，对儿童的健康不利。高糖饮料（如碳酸饮料）和果汁（含有大量的糖分），容易导致肥胖和龋病。相反，应鼓励儿童多吃新鲜水果和蔬菜，以及饮用足够的水。

家长在培养儿童良好的饮食结构方面起着关键作用。他们应该成为良好饮食习惯的榜样，提供健康的食物选择，并鼓励儿童参与食物的准备和烹饪过程。此外，学校和社区也应该提供健康的饮食环境，推广健康的饮食结构。

16　中医药如何治疗小儿厌食

小儿厌食作为病名在古代医籍中记载较少，一般多归于"脾胃病""积滞"等条目下论述，而以"恶食、少食、不思食、不喜食、不嗜食"等记载在古代文献资料中。《小儿药证直诀》云："益黄散又名补脾散，治脾胃虚弱及治脾疳，腹大身瘦。"在该书中还记录可使用异功散用于小儿"不思乳食"；七味白术散的主要功效为健脾益气，和胃生津。《太平惠民和剂局方》中曾提及四君子汤可用于治疗"心腹胀满，全不思食"，其中亦记载不换金正气散治疗"腹痛胀满"，有调和脾胃的功效；参苓白术散这一方剂可用于治疗"脾胃虚弱，饮食不进……中满痞噎"。小儿厌食的治疗原则是虚则补之，实则泻之，在《证治汇补》中言"不能食有实有虚，实则心下满痞……心下软和，宜异功散加砂仁。有虚痰者，六君子汤。"《内外伤辨惑论》中提到用曲麦枳术丸来治疗饮食过多"心腹满闷不快"。

治疗小儿厌食，古人多以补气理气健脾为主，方中常用药物为白术、陈皮、茯苓。四君子汤也是治疗儿童厌食的常见方剂。四君子汤源自宋代《太平惠民和剂局方》，由人参（去芦）、白术、茯苓（去皮）、甘草（炙）等四味常用中药配伍组成。此方为中医健脾益气之经典方，具有益气补中，温养脾胃的功效，主治脾胃气虚证。现代研究表明，四君子汤多糖对体外模拟胃肠道代谢和肠道菌群的影响，发现四君子汤能增强肠道免疫功能，可能与促进肠道有益菌生长及分泌丁酸等短链脂肪酸有关，由此可以治疗儿童脾胃虚弱之厌食，改善儿童挑食的不良习惯，从而治疗体弱消瘦。

第五章

宝宝生病别焦虑，中医儿科助健康

宝宝生病了，最焦急的是家长，家长了解一些疾病的治疗和预后，对于正确防治疾病有重要的作用，就不会特别紧张和焦虑。我们就临床常见的一些疾病做简单的介绍，家长可以了解一些需要做的检查、常用的药物，在就医的时候就能和医生非常顺畅地交流，能够起到事半功倍的效果。此外，中医药在这些疾病的治疗上具有显著优势，家长们不妨学习一下相关的中医理论，配合医生用中医内服外治的方法来尽快治愈疾病吧！

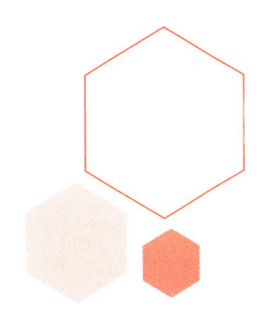

1　什么是感冒

（1）疾病的概述：儿童感冒属于肺系外感疾病，相当于西医学的急性上呼吸道感染，以发热、恶寒、鼻塞、喷嚏、流涕、咳嗽等为主要临床表现。儿童感冒一年四季均可发病，以冬春或季节骤变时发病率较高，常在感受外邪、淋雨、过度疲劳后发生。在幼儿期发病最多，5岁以下儿童平均4～6次/年。因儿童肺脏发育未完善，肺气不足，血多气少，呼吸道抵抗力相对较弱，易感受外邪时疫。若未及时治疗，可发展为咳嗽、肺炎，甚至小儿肾炎、病毒性心肌炎等。

（2）老祖宗的理论：感冒古时俗称"伤风""伤寒""外感发热"等，感冒一词始见于北宋的《仁斋直指方·诸风》，《黄帝内经》首先认识到感冒主要是外感风邪所致。至隋朝《诸病源候论·时气病诸侯》一书中提出了"时行病"，清朝林珮琴《类证治裁·伤风》明确提出了"时行感冒"之名，在明清时期后，感冒与伤风互称。

《素问·热论》有载："今夫热病者，皆伤寒之类也。""风气藏于皮肤之间……其寒也则衰食饮，其热也则消肌肉，名曰寒热。"《素问·风论》曰："风气……外在腠理，则为泄风。"以上虽未提及感冒病名，但其所述"伤寒""寒热""泄风"等的症候表现均与感冒类似。

《素问·玉机真藏论》中关于感冒的记载："风者百病之始也……风从外入令人振寒，汗出头痛，身重恶寒。"指出了感冒多是由于感受风邪引起的。

《仁斋直指方·诸风》中记载有"感冒风邪，发热头痛，咳嗽声重，涕唾稠黏"，认为感冒的主要症状可表现为发热、头痛、咳嗽、流浊涕等。

《儿科醒·表论》中将感冒统称为"四时感冒",记载有"其感于风者,头痛、鼻塞、流涕、发热,或有汗恶风,或无汗恶寒……此四时之感冒是也"。

《景岳全书·伤风》曰:"伤风之病,本由外感……邪轻而浅者,止犯皮毛,即为伤风。"表明感冒的病位主要为肌表卫外表浅之位。

小儿感冒的病因,可分为内因及外因。外因常以感受风邪为主,风为百病之长,或可夹暑、夹热、夹湿等时疫致病。内因常因营养不良、缺乏锻炼及过敏体质,正气不足,身体防御能力降低,遇气候变化、寒温交替、调护失宜等,使外邪乘虚而入,发为感冒。

(3)主要的表现:感冒最常见的表现为发热。临床症状一般可分为轻症和重症,与自身的免疫力及感染的细菌、病毒等病原体种类相关。据统计,儿童上呼吸道感染约90%为病毒感染。此病轻症主要表现为鼻部症状,出现鼻塞、鼻涕、喷嚏等,也可伴有低热、流泪、轻咳或咽部不适,3～4天内即可自然痊愈。重症则表现为发热,体温在39～40℃,甚至更高,并伴有头痛、全身无力、食欲减退、睡眠不安等,并可出现因鼻咽部分泌物增多而导致的较频繁的咳嗽、扁桃体肥大等症状。对于高热的婴幼儿,体温的控制尤其重要,需关注并预防高热惊厥及抽搐。

当儿童出现发热症状,体温超过38.5℃时,要及时予以对应药量的退热药退热。另外,需关注儿童皮肤及口腔黏膜是否出现皮疹等。血常规检测必不可少,病毒源检测(甲型流感病毒、乙型流感病毒、呼吸道合胞病毒等)、咽拭子检测可帮助明确溯源,对症用药。

(4)主要的治疗方法

1)西医治疗:主要包括一般治疗、抗感染治疗和支持治疗。一般治疗包括多休息、多饮水及补充大量维生素C等。对明确细菌感染的患儿，一般采用抗生素治疗。但大多数上呼吸道感染多为病毒感染，抗生素治疗非但无效，且易引起机体菌群失调，对病毒感染的患儿，多采用中药治疗。另外，对具有发热症状的患儿，可采用物理降温和药物退热等方法；鼻部症状明显的患儿，可采用局部治疗，选择海盐水洗鼻或滴鼻药治疗；具有咽痛症状的患儿，可服用清咽作用的含片或药物。

2）中医治疗：主要包括内治法及其他外治法。小儿感冒主要包括风寒感冒、风热感冒、暑湿感冒、时疫感冒，并易夹痰、夹惊、夹滞。服用中药汤剂可以针对患儿的具体病证特点灵活用药。

外治法方法众多，对于大部分不愿服药、惧怕打针的患儿及年龄尚小配合度不佳的婴幼儿，可采用外治方法，作用迅速，使用方便，接受度高、疗效较好。

① 推拿疗法：小儿推拿通过作用于特定的腧穴，促进局部毛细血管的扩张，增加血流量，针对上呼吸道感染的患儿，达到解表散热、调整阴阳的作用。常用的推拿手法有：开天门（图5-1）、推坎宫（图5-2）、揉迎香（图5-3）、清天河水（图5-4）、推三关（图5-5）、捏脊（图5-6）、退六腑（图5-7）等。② 敷贴疗法：以经络理论为依据，将药物研为粉末，调成糊状，通过药物作用于皮毛腠理，以达到治疗感冒的目的（图5-8）。对于反复呼吸道感染的患儿，采用穴位贴敷的辅助疗法，能够有效缓解感染的症状，减少呼吸道感染的次数，缩短病程，减轻患儿服药的痛苦，无不良反应。③ 中药灌肠疗法：将治疗感冒的特定药物，通过直肠给药的方式，使药物快速吸收，达到治疗感冒的作用。直肠给药吸收后，进入体循环的量为50%～70%。这种治疗途径可以减少对肝肾的损害及胃液对药物的破坏。可作为辅助疗法，适用于抗拒服药、高热不退的患儿。④ 刮痧疗法：适用于3岁以上体质壮实的儿童，暑邪感冒、

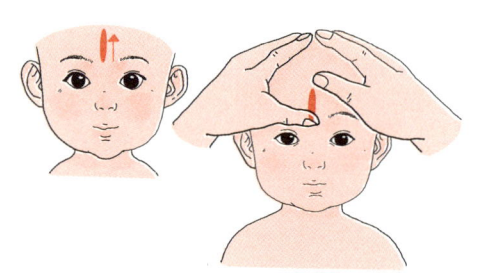

图 5-1　开天门

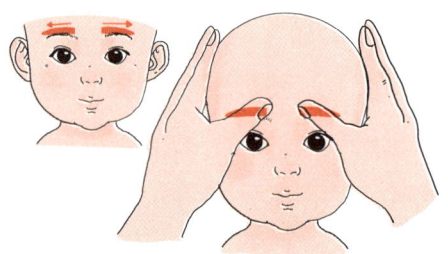

图 5-2　推坎宫

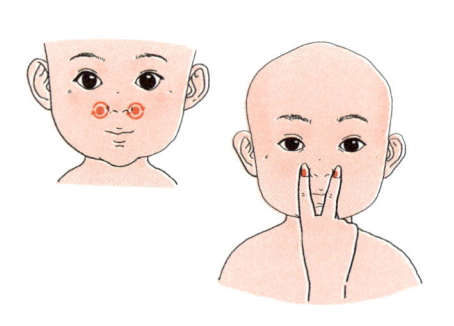

图 5-3　揉迎香

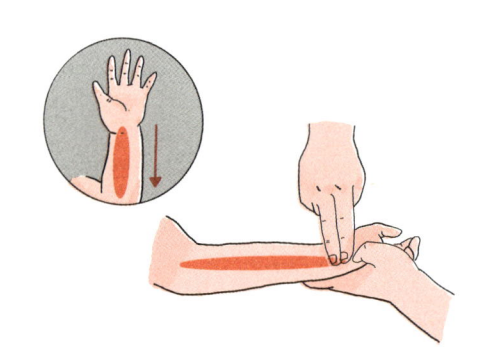

图 5-4　清天河水

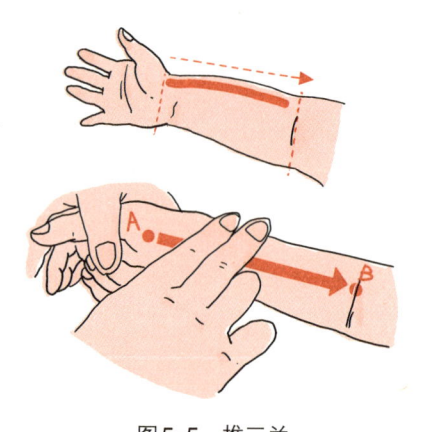

图 5-5　推三关

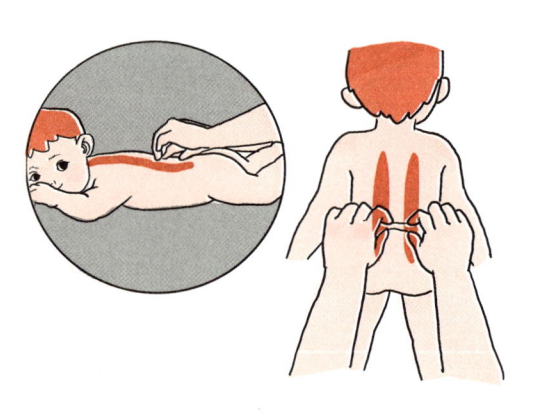

图 5-6　捏脊

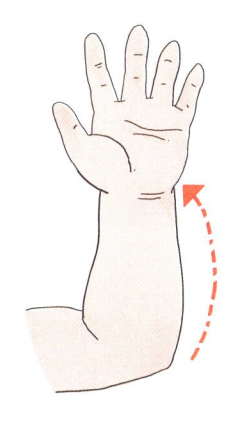

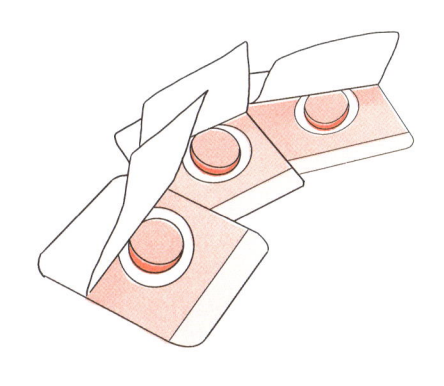

图 5-7　退六腑　　　　　图 5-8　穴位敷贴疗法

风热感冒适用，但患皮肤病的患儿忌用（图5-9）。此法以皮部经络为基础，取前颈、胸背等部位，涂抹刮痧油，刮拭至皮肤发出红痧为宜，时间为5～10分钟。⑤ 香佩法：将芳香类的药物装入囊袋，制成香囊佩戴，可起到防治疾病的作用（图5-10）。芳香类药物通常含有挥发油，可通过肌肤毛窍、口鼻被吸收，开窍醒神，能够在一定程度上抗病毒，达到避秽解毒的作用。

（5）健康教育：积极预防呼吸道感染需要在日常养护中多注意衣食、

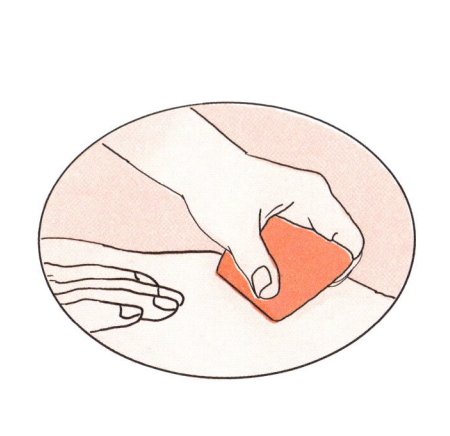

图 5-9　刮痧疗法　　　　图 5-10　香佩法

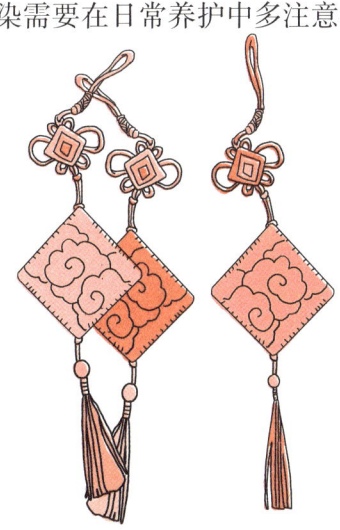

运动、心理及防护等方面。如天气变化时及时增减衣物，避免着凉。此外，导致呼吸道感染的病原体一般通过飞沫传播，日常出行注意做好防护措施，如佩戴口罩、勤洗手等，并避免与感冒患者接触，感冒流行期间少用公共厕所，居室要保持空气的流通。并可根据个体心肺功能等情况，进行适当、适量的运动，如露天游泳、跑步、体操等，以增强呼吸道的抵抗力。在饮食方面选择易消化、富含蛋白质、维生素的食物，以保证营养的摄入。忌食辛辣刺激及油腻食物，并可适当食用能润肺的食物，如雪梨、枇杷等。家长不可过于苛责儿童，使儿童保持良好的心情，有助于疾病的恢复。

2　什么是过敏性鼻炎

（1）疾病的概述：儿童过敏性鼻炎是最常见的疾病，其发病机制除了最主要的致敏原外，还可能与家族遗传、环境因素、天气变化或情绪异常有关。小儿过敏性鼻炎与其他疾病的发生密切相关，如鼻息肉、鼻窦炎、中耳炎及哮喘等。随着生活方式、经济条件及工业化的发展，儿童过敏性鼻炎患者的数量也在逐年上升，被视为"21世纪的流行病"。

（2）老祖宗的理论：过敏性鼻炎在古代被称为鼻鼽，鼻鼽一词最早作为病证名见于《礼记·月令》。鼻鼽所指的是鼻塞、流清涕的症状。后在《素问·脉解》被正式命名。

《黄帝内经》运气中说鼻鼽病因有二：一是火攻肺虚。肺喜润恶燥，若秋季燥热，火热之邪袭肺，导致肺气虚，卫外功能不足，津液输布失司，而鼻为之不利；二是金助肺实，阳明所至为鼽嚏。若人嗜食肥甘厚味，导致痰火积滞，浊气上蒸，阻于鼻窍而致病。且肺与大肠互为表里关系，浊气不降，清气难升，影响肺宣发肃降之能而鼻塞、喷嚏。

《本草纲目》中有"鼻鼽，流清涕，是脑受风寒，包热在内"，外受风寒之邪，入里化热，肺热熏蒸于鼻窍而鼻痒，打喷嚏。

《医碥》云鼻鼽可因肺热，亦可因脑冷。火热袭肺，速度很快，体内津液未来得及化浊便已流出，因此虽为热邪，但流清涕。脑冷则阳气失于温煦，水液下流，就像天冷时呵气成水一样。

《杂病源流犀烛》云鼻鼽"由肺经受寒而成也"。风寒之邪袭肺，阳气被束，正气鼓邪外出而成嚏。肺在液为涕，水液上布下达失常，得冷外溢而涕泗横流。

《证治汇补》云："凡鼽渊疮痔，久不愈者，非心血亏，则肾水少。"

《张氏医通》中有"若涕清而不臭者为鼽，属虚寒"。张璐认为治疗鼻鼽当以温补肾阳为要。肾为先天之本，肾气不充，金水无以互生，肺气失于温养，则喷嚏连连。

由此可以看出，过敏性鼻炎由外感和内伤两个原因所导致，受了风邪、风热或风寒，会出现鼻痒的症状（尘螨、花粉、动物毛屑这些吸入性过敏原，也是风邪的外在表现形式）。而内在的问题，主要是肺、脾、肾三脏的功能失调，肺开窍于鼻，外邪从鼻而入，肺脏受邪，水道不利，津液输布失常，鼻窍为之不利，故鼻塞、流涕。外邪犯肺，人体正气欲鼓邪外出，故气上而作嚏。小儿脾常不足，若脾运失健，湿浊内生，上贮于肺，而致肺气失宣，出现鼻塞、流涕。肾主骨生髓，若先天不足或久病体虚，肾气不足则生长发育迟缓，气血虚弱，外邪易乘虚而入。且肾为气之根，肾气虚，则摄纳失常，喷嚏连连。

（3）主要的表现：流涕、喷嚏、鼻塞、鼻痒是过敏性鼻炎的4大主要表现（图5-11）。

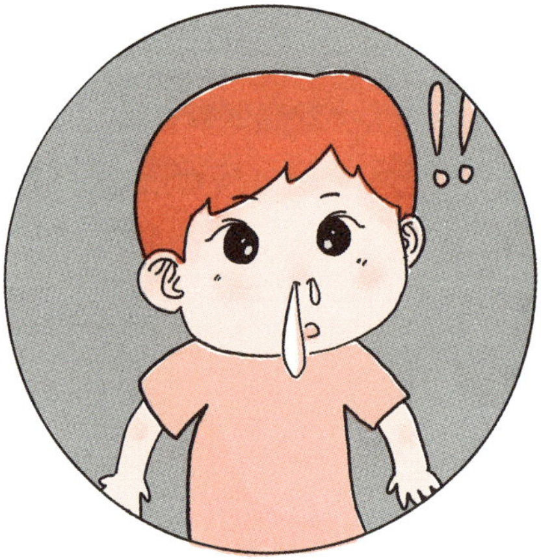

图5-11 过敏性鼻炎主要表现

儿童以鼻塞、睡眠呼吸音粗、流清涕及抠鼻最为多见。不同年龄段儿童的症状表现也不同，如学龄期的儿童容易伴有鼻出血，学龄前期的儿童还会出现睡眠呼吸音粗、打鼾及张口呼吸症状。除了鼻部的表现，还会伴有眼部的症状，如揉眼、眨眼、瞪眼等。鼻涕倒流到咽喉部，还有咽部症状，如清嗓子、咳嗽、咳出白色或黄色的痰液。严重的患儿会出现揉鼻的动作，是为了减轻鼻痒，使得鼻腔通畅，好像在做鬼脸一样。还有一部分孩子有黑眼圈，下眼睑肿胀且有暗影，经常揉鼻的儿童会在鼻部出现横行的皱纹，有些孩子鼻涕邋遢，刺激了人中沟的皮肤，皮肤红且有皮疹。

（4）需要做的检查：怀疑过敏性鼻炎的孩子都要做一些检查，一是为了和普通感冒相鉴别。普通感冒是由于感染了病毒、细菌等引起，可有脓性鼻涕或者全身不适的表现。但过敏性鼻炎的孩子，反反复复地发生鼻炎症状，在接触过敏原或者环境变化时尤为明显。这两者的区别可以通过检测血常规、C反应蛋白等来鉴别有无细菌感染。此外，医生还要做仔细的查体，对鼻局部黏膜进行观察，看有无水肿，鼻窦部有无压痛。有两项具有诊断意义的检查一定要进行：血清过敏原测定或皮肤点刺试验和血清免疫球蛋白E（IgE）检测，不仅可以明确体内有无慢性过敏性反应，而且可以明确对于何种物质过敏，提前做好预防措施。

（5）主要的治疗方法

1）环境治疗：避免接触变应原和各种具有刺激性的物体是预防及治疗的重要手段之一。最常见的过敏原如花粉、尘螨、猫毛及鸡蛋、牛奶等，应注意避免接触，注意居住及饮食安全，花粉传播季节建议佩戴特质的口罩出行。此方法最为基本，但也最不容易实现，尤其是对配合度很低的儿童来说更不易做到。

2）药物治疗：① 抗组胺药：分为口服用药和局部外用两种类型，可有效地改善过敏性症状，如流涕、打喷嚏、鼻痒等，但在治疗鼻塞症状上效果不佳。② 糖皮质激素：具有较强的抗炎作用，是目前治疗过敏性鼻炎最有效的药物，用于治疗中重度、持续性过敏性鼻炎，对于儿童来说，鼻用激素的使用期限多控制在6周以内，超过6周的患儿需要对其身高增长情况进行监测。③ 白三烯受体拮抗药：相对于抗组胺药来讲，它可以有效抑制鼻塞的症状。孟鲁司特对于治疗春、秋季特发的过敏性鼻炎，以及改善鼻出血、鼻塞及鼻漏效果较好，对缓解难以入睡、易醒的症状也有一定效果。④ α肾上腺素受体激动剂：主要成分包括盐酸伪麻黄碱、盐酸羟甲唑啉等。可引起血管平滑肌收缩，快速缓解鼻塞。用药一般不可超过1周，2岁以内患儿不能应用，以防药物性鼻炎。⑤ 抗胆碱药：可以使鼻黏膜血管收缩，从而抑制腺体及鼻腔分泌液体，但其对鼻痒、打喷嚏及鼻塞无效果，且其不良反应较多，如鼻道干涩及鼻出血等，故一般不用于儿童鼻炎的治疗。⑥ 其他，色酮类药物（如色甘酸钠等）：一般多用于预防用药，其缺点是起效慢，需用药后2周起效，且需多次给药，不推荐儿童用药。变应原特异性免疫治疗是指给予患者逐渐增多量的变应原提取物，使患者暴露于变应原并逐渐耐受。此方法具有远期疗效，是过敏性疾病的"对因治疗"方法，但疗程一般不可少于2年。

3）中医治疗：此病易反复发作，故治疗时应遵循"发时标本兼顾，平时扶正固本"的原则，发病时标本兼治，改善患者症状、体征为先，在益气温阳的同时，给予散寒疏风、通鼻窍等治疗。未发病时依据中医

"治未病"原则，根据体质不同，给予扶正补虚等治疗，以固本培元、减少复发。发病时除应用中药内服外，还可应用针刺、刮痧、拔罐等多种疗法。

（6）健康教育：儿童过敏性鼻炎并不仅仅是患儿在发病后医生单方面用药为其治疗，应将儿童远离过敏原放在第一位。因此，过敏原检测就变得尤为重要，远离过敏原，室外戴口罩，做好防护措施；室内则应定时对被褥、空调等做好清洁工作，平时做好开窗通风，不食用食物性过敏原，不接触花花草草，不玩长毛绒玩具等。

3 什么是咳嗽变异性哮喘

（1）疾病的概述：儿童咳嗽变异性哮喘是呼吸系统的常见病、多发病，也是常见慢性咳嗽的病因之一，占总病因的42%。季节因素、环境因素、儿童自身体质、不良饮食习惯及过敏性鼻炎家族史等均为咳嗽变异性哮喘发病的危险因素。主要表现为以夜间咳嗽为主的刺激性干咳，无痰或者少痰，常因吸入冷空气、运动或接触过敏原诱发。

（2）老祖宗的理论：中医古代文献中并无"咳嗽变异性哮喘"之说，现代医家根据中医辨病特点，常将咳嗽变异性哮喘归于"久咳""顽咳""痉咳""风咳"等范畴。

关于咳嗽发生的病因，《金匮要略·肺痿肺痈咳嗽上气病脉证治》有言："风舍于肺，其人则咳。"表明咳嗽发生主要是由于机体外感风邪。

《素问·咳论》中记载："五脏六腑皆令人咳，非独肺也。"

《河间六书·咳嗽论》云："寒、暑、燥、湿、风、火六气，皆令人咳。"自然界的六气变化异常超出人体适应能力导致咳嗽。风邪为六淫之首，其他外邪多随风邪侵袭人体，故咳嗽常以风邪为先导。《素问·风论》

云:"风者,百病之长也。"外感六淫邪气中以风邪犯肺为多见。肺为华盖,居人体上部,开窍于鼻,外合皮毛,司呼吸,小儿肺常不足,风邪从皮毛、口鼻而入,肺首当其冲。

《血证论·咳嗽》云:"盖人身气道,不可有塞滞,内有瘀血,则阻碍气道,不得升降,是以壅为咳。"《素问·咳论》云:"其寒饮食入胃,从肺脉至于肺,则肺寒,肺寒则内外合邪,因而客至,则为肺咳。"均表明寒凝、瘀血等因素,阻碍一身之气正常升降运行,造成肺的气机失常而出现咳嗽。

《叶氏医案存真》曰:"久发、频发之恙,必伤及络,络乃聚血之所,久病必瘀闭。"强调咳嗽若迁延不愈,损伤肺络,络损血溢脉外亦成瘀血。瘀邪留于肺脏,肺脏气血运行受阻,又致久咳不止。

《医约·咳嗽》记载了治咳之法,"咳嗽毋论内外寒热,凡形气病气俱实者,宜散宜清,宜降痰,宜顺气。"强调在咳嗽治疗中调整气机的重要性。

咳嗽变异性哮喘的病因可分为外感与内伤,常见病因有外邪、痰浊及脏腑亏虚等。儿童咳嗽变异性哮喘的病因比较复杂,临床常将其概括为"风、热、痰、瘀、虚"5个方面,常多由外邪侵袭或脏腑功能失调,致肺失宣降而诱发此病。风邪是引起小儿咳嗽变异性哮喘的关键因素,伏邪内藏是病程迁延难愈的主要因素,素体正气不足是导致咳嗽反复发作的本源。

(3)主要的表现:咳嗽变异性哮喘的主要临床表现为长期、反复刺激性干咳,夜间或凌晨发作,且较为剧烈,剧烈咳嗽时,偶有患者可出现胸闷、呼吸困难等严重症状。该类患儿在接触环境中的过敏原、刺激性气味、有害气体、冷空气及气候变化时会发生咳嗽。这是由于咳嗽变异性哮喘患儿对外界刺激敏感性较高,属于气道高反应及气道炎症反应。

但此类患儿反复咳嗽,实验室检查多无明确感染征象,有些患儿可见血清IgE水平明显升高或嗜酸性粒细胞绝对值或百分比轻度升高,常规抗生素及镇咳药效果不显。此外,若病情迁延不愈,致气管、支气管黏膜损伤,引起气道重塑,最终可能发展为典型哮喘。

　　小孩如果出现长期反复的干咳,家长需要引起重视,进行必要的检查。常规检查包括血常规、胸片。条件允许时,可进行肺功能、呼出气一氧化氮检查。此外,进行过敏原和血清IgE检查尤为重要,明确是否存在特应质和确定过敏原的类型对本病起到积极作用。必要时可进行食道pH检测,这是为了能有效与胃食管反流鉴别。对于常见病因治疗无效的不明原因长期咳嗽的患儿,需进行支气管镜检查,排查支气管肺癌、异物、结核、复发性多软骨炎等疾病。

　　(4)主要的治疗方法:①抗组胺药:用于预防发作和治疗,剂型分为口服用药和局部外用,能够有效地消除并防止抗原抗体反应,抑制炎症反应,可以减轻气道黏膜水肿,改善咳嗽变异性哮喘患儿咽痒刺激症状。②糖皮质激素:此类药物具有强大的抗炎、抗过敏作用,多采用口服或雾化吸入方式。长期吸入糖皮质激素可以降低发展至典型哮喘的概率。在咳嗽变异性哮喘发病的任意环节几乎都可抑制病情发展。但长时间使用激素的患儿需要进行生长监测,在用药期间出现任何不良反应,需要及时和医生沟通,调整治疗方案。③免疫调节剂:咳嗽变异性哮喘的患儿常为特应质,免疫调节剂可以增强过敏体质患儿机体的免疫能力,减轻炎症反应,可避免长期使用激素带来的不良反应,减少激素的使用。④细胞因子抑制剂:属于新型的抗变态反应的药物,能够降低咳嗽变异性哮喘患儿的气道反射敏感性,提高咳嗽的阈值,缓解咳嗽症状。适用于经常规治疗无效的过敏性咳嗽患儿。⑤脱敏治疗:咳嗽变异性哮喘常在接触过敏原后诱发,大部分患儿变应原检测为阳性,对于其中表现为尘螨过敏的患儿，可采用舌下脱敏治疗，此治疗需长期坚持，价格昂贵。

⑥ 中医治疗：目前医家多认为儿童咳嗽变异性哮喘的病位初在肺，涉及肝、脾，久则及肾。中医治疗可采取分期论治，分为急性期和缓解期。急性期与感受外邪密切相关，缓解期主要与正气不足、脏腑虚弱密切相关。在本病急性期应以散邪为主，外疏六淫之风邪，又要内息妄动之风邪，外风治以疏风解表，内风治以滋阴养血，兼以清热、祛痰、化瘀之法，共收散邪之功，以缓解急性期症状。缓解期以扶正为主，通过调理肺、脾、肾，以固本扶正，提高患儿免疫力，预防疾病复发。

（5）健康教育：儿童咳嗽变异性哮喘容易反复发作，缠绵难愈，不同程度地影响患儿正常生活和学习，对于特应质儿童，家长们应做好患儿接触过敏原的防御工作。需保持生活环境干净整洁，避免接触粉螨、尘螨、花粉等过敏原，饮食方面注意避免食用含过敏原的食物，如海鱼、虾、螃蟹等。出门尽量佩戴口罩，并可通过中药调理改善过敏体质。平时要加强运动，增强抵抗力。

4　什么是支气管哮喘

（1）疾病的概述：支气管哮喘（简称为哮喘）是儿童时期临床常见的肺部疾患，以慢性气道炎性改变、气道重塑和气道高反应性为特点。全球范围内哮喘患病人数达3亿以上，我国城市化、工业化进程迅猛发展，城市儿童哮喘患病率较10年前增长43.6%，尤以学龄前儿童患病率最高。持续的哮喘控制不良不仅会增加急性发作和住院治疗的概率，加重疾病风险等级，还会影响学业。儿童的健康是家庭和社会未来发展的缩影，哮喘俨然已成为危及全球儿童生命安全的常见公共问题。

（2）老祖宗的理论："哮"在《说文解字》中释"豕惊声也"，《玄应音义》则释"虎鸣也",可见古籍中常用动物发声代替哮病发作时的喉中痰鸣、哮吼有声。宋朝王执中的《针灸资生经》首提哮病病名:"凡有喘与哮者,为按肺俞,无不酸疼。"《丹溪心法》中设立了哮与喘专篇,明朝医家虞抟沿用哮病病名并对哮病与喘证鉴别加以论述,描述哮者为喉中如水鸡声,喘者为气促连续不能呼吸。

戴思恭《秘传证治要诀及类方·哮喘》云:"哮吼如水鸡之声,牵引胸背,气不能息……或宿有此根,如遇寒暄则发,一时暴感。"《景岳全书》中亦有相关论述曰:"喘有夙根,遇寒即发……亦名哮喘。"指出了受寒易导致哮喘的发生。古代医家亦指出哮喘有夙根,即先天体质的问题。

《素问·太阴阳明论》曰:"犯贼风虚邪者……入六腑则身热不时卧,上为喘呼。"百病之生,始于六淫秽浊邪实之气作祟,如风热伤于乳子,可见"喘鸣肩息",暑邪上犯则会"因于暑,汗。烦则喘喝,静则多言,体若燔炭,汗出而散",此为感受了外邪导致疾病的发生。

《赤水玄珠》云:"被酸咸之味,或伤脾,或呛肺,以致痰积气道……妨碍升降而成哮证。"《医碥·喘哮》亦有相关论述:"哮者……得之食味酸咸太过……痰入结聚……气郁痰壅即发。"饮食不当容易导致哮喘,如酸咸太过。

情志所伤致喘的论述最早记载于《素问·经脉别论》,其中曰:"有所堕恐,喘出于肝……有所惊恐,喘出于肺。"曾世荣在《活幼口议》中首次描述小儿因困惊暴触,致心肺气虚而发喘。所谓"恐则气下,惊则气乱"进而直接影响肺气的宣发肃降,气不行津,凝而成痰,痰气相搏,气道壅塞,发为哮喘。

(3)主要的表现:年龄大于3岁的儿童,表现为反复发作性的喘息、咳嗽、气促、胸闷症状。这些症状多由于接触了过敏原、冷空气、物理和化学性刺激、呼吸道感染、运动及情绪变化,如大笑和哭闹等。常常在夜间和（或）清晨发作或加剧。有些孩子表现为夜间喉中有类似猫叫的声音，夜间咳嗽明显，或在运动后咳嗽明显，有些大孩子仅仅表述为感觉胸闷。这些可能都预示着哮喘的发生。

（4）需要做的检查：过敏性哮喘的孩子需要做一些检查来明确。过敏原检测有血清过敏原测定、皮肤点刺试验两种，明确患儿是否为过敏体质，对何种物质过敏，吸入性还是食物性的，从而避免接触。查验血常规也很重要，一是可以明确有无急性感染，二是看嗜酸性粒细胞有无升高，从而明确体内有无慢性炎症。稍大的孩子，如5岁以上可以配合做肺功能检测，用以明确有无阻塞性气道病变，有无小气道阻塞，是用雾化治疗的指征，这些年来普遍开展的还有呼出气一氧化氮检测，一氧化氮是气道炎症的标志物。

（5）主要的治疗方法：和治疗过敏性鼻炎总的方针一样，避免接触变应原和各种具有刺激性的物质是预防及治疗的重要手段之一。同时，也要增强体质，减少感染，呼吸道感染容易引起急性发作。

1）药物治疗：① β_2 受体激动剂：分为长效和短效两种，其中短效是小儿哮喘急性发作的一线用药，临床常用药物沙丁胺醇、特布他林等属于该类用药，能够快速舒张支气管，但是部分孩子可能有心率加快、手抖的表现，一般可以自行缓解。② 糖皮质激素：糖皮质激素同样是治疗哮喘发作的一线用药，与 β_2 受体激动剂联合使用可以迅速缓解症状，控制病情，可吸入、口服或静脉滴注，根据病情严重程度选择给药方式。临床常用的吸入性糖皮质激素有布地奈德等。缓解期的孩子使用糖皮质激素吸入，可以治疗气道慢性炎症，安全有效。③ 抗胆碱药：用于雾化治疗，可以舒张支气管，常用药物有异丙托溴铵等。④ 硫酸镁：在危重哮喘发作时使用硫酸镁可以协助缓解症状，但在输注过程中可出现一过性面色潮红、恶心等不良反应。⑤ 茶碱类药物：出于安全和有效性考虑，

2016年版《儿童支气管哮喘诊断与防治指南》不推荐将静脉滴注茶碱作为哮喘急性发作常规用药。

2）中医治疗：哮喘的本质为本虚标实，扶正祛邪作为小儿哮喘治疗的主要原则，诸多医家以此为依据，结合儿童哮喘的临床特征和病情变化，对患儿进行分期治疗，有助于减轻哮喘症状，降低复发频率，为防治哮喘提供新的蓝图。发作期为风、痰、瘀壅塞肺络，以祛风化痰祛瘀等方法，以治其标；缓解期为肺、脾、肾三脏皆虚，宜补脾润肺益肾，治疗时要分清何脏不足，以补益法治疗；稳定期为夙根内伏，小儿元气未充，宜祛除夙根，培元固本。稳定期的治疗方法有小儿膏方调治、三伏天冬病夏治，均有良好的临床疗效。

（6）健康教育：避免过敏原，室外戴口罩，做好防护措施，室内则应定时对被褥、空调等做好清洁工作，平时做好开窗通风，不食用食物性过敏原，不接触花花草草，不玩长毛绒玩具等。此外，平时注意锻炼体质，注意营养的全面性及适当运动，如游泳、慢跑等。注意在呼吸道疾病多发的秋冬及冬春季节交替时期做好防护，减少感染。

5　什么是肺炎

（1）疾病的概述：肺炎是我国儿科住院量排在第一位的疾病，孩子通常表现为发热、咳嗽、咳痰，或伴有喘息。除呼吸道症状外，还有消化道症状如食欲不振、呕吐、腹泻、腹痛、高热持续不退并伴有精神萎靡的症状，小婴儿的症状常常不典型，在呛奶后出现拒食、吐泡沫、呕吐或呼吸困难，常常需要根据肺部听诊的情况来判定。肺炎会有全身的表现，孩子感染后还会出现持续性的咳嗽，影响了生活质量，需要中西医结合治疗。

（2）老祖宗的理论：肺炎在古代被称为"肺炎喘嗽"，最早见于清朝谢玉琼的《麻科活人全书·气促发喘鼻煽胸高第五十一》，文中将麻疹加之"热邪壅遏肺窍，气道阻塞"而兼见"喘而无涕，兼之鼻煽"症状，称为"肺炎喘嗽"，是对麻疹合并肺气闭郁之症的命名，后人沿用至今。

金元医家朱丹溪及明朝医家周震提出了"肺家炎"这一称谓，由于其病情重、病情变化快的缘故，古人又称之"马脾风"，是肺炎重症的表现。

《万氏家传幼科指南心法》曰："鼻孔焦黑肺家热，胸高气促肺家炎。"

温病学派吴鞠通在《温病条辨·解儿难》云："小儿肤薄神怯，经络脏腑嫩小，不奈三气发泄。邪之来也，势如奔马，其传变也，急如掣电。"指出了本病发病急、传变迅速的特点。

《素问·痹论》曰："淫气喘息，痹聚在肺。"考虑肺炎喘嗽为肺气闭塞不通而导致的。小儿有着肺常不足的生理特点，加之感受六淫邪气，可使肺脏宣发肃降失司，而出现咳嗽、喘息、气促等。王大伦在《婴童类萃·喘论》中指出肺炎喘嗽由风寒暑湿燥火之邪影响，使肺脏气机受损，肺脏调畅气机功能失调，气机升降出入失常所致，其中风寒之邪则为主要病因。患儿外感邪气或因嗜食肥甘厚味之品，导致脾失健运，痰湿内生，上壅于肺，肺气阻遏郁闭则致发病。《章次公医案》则指出风为百病之长，痰饮内存，风挟痰饮循经脉逆行向上，壅滞于肺，肺失宣降则喘咳频。

（3）主要的表现：肺炎的主要表现是发热、咳嗽，有部分孩子会出现喘息，呕吐腹泻，食欲不振、精神萎靡等。新生儿咳嗽表现可以不明显，但可以出现吐泡沫、鼻翼翕动等表现，小婴儿多伴有拒食、烦躁、喘憋等症状。发热的情况不一，可以低热，也可以出现38～39℃的体温，亦可高达40℃。咳嗽亦可表现不一，频繁的刺激性干咳，或咽喉部出现痰鸣音，咳嗽剧烈时可伴有呕吐、呛奶。如果病情严重，孩子会出现呼吸表浅增快，鼻翼翕动，部分患儿口周、指甲可有轻度发绀。肺部体征早期可不明显，以后可闻及中小水泡音。合并胸腔积液时可有叩诊实音和/或呼吸音消失。如果疾病发展到其他系统，例如循环系统，神经系统以及消化系统，会发生充血性心力衰竭，或者昏迷抽搐，以及频繁呕吐腹泻、严重腹胀等危重情况。

（4）需要做的检查：首先是血常规检查。细菌性肺炎时，白细胞计数通常增高，中性粒细胞百分比增高。病毒性肺炎的白细胞计数常为正常或减少，淋巴细胞百分比正常或增高。另外还有一些严重的感染，白细胞会很高，高达 $30\times10^9\sim40\times10^9$/L，但是特别严重的感染时，也可以白细胞降得很低，因为此时免疫力很低。血常规的检查常常结合 C 反应蛋白试验，在细菌性感染、败血症等时 C 反应蛋白值上升，升高与感染的严重程度往往成正比，病毒及支原体感染时通常不增高，但也并非完全如此，医生会结合血常规以及全身情况做出判断。胸部 X 线是非常必要的检查，部分大龄的孩子或者在感染严重的情况下，也可以选择胸部 CT 检查，早期可见肺纹理增强，以后可见到双肺野有大小不等的点片状浸润，或融合成片状阴影，严重时可以肺实变，面积较大时称为"白肺"，可并发肺气肿、肺不张。如果要明确病原体，需要完善抗原、抗体、核酸以及痰培养等检查，可以及时给医师提供使用敏感抗生素的依据，有条件的医院会在病房及门急诊开展。

（5）主要治疗方法：小儿肺炎的治疗方法主要包括对症治疗以及对因治疗两个方面，其中药物治疗是重要的组成部分，要选择合适的抗生素来抑制或者杀灭病原体。此外高热的孩子要及时控制体温，要使用布洛芬、对乙酰氨基酚等解热镇痛的药物。咳嗽痰多的孩子，运用一些化痰止咳的咳嗽药水，有必要的话采用静脉滴注的方法。儿童往往不使用镇咳的药物，虽然此类药物可以快速有效缓解频繁的咳嗽，但由于其对中枢咳嗽反射的抑制作用，导致痰液不能咳出，会引起肺部炎症控制不佳。所以，仅对于一些咳嗽太剧烈导致呕吐、影响睡眠的孩子作临时使用。以下具体介绍针对病原体的治疗，也就是对因治疗，以及如何对症治疗，缓解咳嗽发热的症状。

1）病原体治疗：

● 细菌性肺炎：首选抗生素治疗，如阿莫西林、克拉维酸、头孢类等。治疗疗程通常为10～14天，在医生指导下根据年龄、病情经验性给药，或根据药敏试验结果选用合适的抗生素。

● 病毒性肺炎：目前尚无特效抗病毒药物，主要采用对症治疗和支持治疗，如退热、止咳、平喘等。

● 支原体和衣原体肺炎：一般选用大环内酯类抗生素，如红霉素、阿奇霉素、克拉霉素等，治疗疗程通常为2～3周。

● 真菌性肺炎：此类情况较少，常出现在免疫功能低下，反复使用激素、免疫抑制剂的儿童中，一般从小有基础疾病。根据病原菌选用相应的抗真菌药物，如氟康唑、两性霉素B等。

2）一般治疗：让孩子尽量的安静、休息，多喝水。有呼吸困难、氧饱和度下降的孩子，可以吸氧。

3）对症治疗：发烧给予退热药，如果咳嗽、痰比较多，给予祛痰药。咳嗽非常剧烈，会给予止咳药、镇咳药等。

4）其他：配合雾化治疗、理疗，多拍背、吸痰等。近2年流行的肺炎支原体感染，往往会引起剧烈的刺激性咳嗽，主要是由于该病原体诱发免疫反应，引起气道炎症介质的释放，从而引起气道的高反应，运用一些雾化的药物控制气道炎症、舒张支气管，可以缓解症状。目前还有一些化痰的雾化药物，都可以根据情况来使用。雾化的药物避免了口服用药的肝肾代谢，避免了口服药物不佳的口味，孩子容易接受，建议雾化后漱口、洗脸，避免局部药物的残留。

5）中医治疗：中医对缓解发热咳嗽，促进肺部啰音吸收等具有良好的作用。例如中药足浴，往往使用一些散寒发汗、解肌退热的药物泡足或者浸泡全身，通过打开皮肤表面的汗孔使汗液排出，促进毛细血管内外的循环，从而起到退热的作用。缓解咳嗽的症状可以使用穴位敷贴。此法将具有止咳化痰作用的中药打磨成粉做成药丸，敷贴于咳嗽相关的穴位，如大椎、肺俞、膏肓、定喘、膻中等，配合中医定向透药技术。可以缓解咳嗽，促进炎症吸收。此外，耳穴、推拿、拔罐等方法配合使用，都可以不同程度地促进疾病的康复，减少抗生素的使用，缩短治疗的时间。

（6）健康教育

1）疫苗接种：预防小儿肺炎的最重要措施之一就是及时进行疫苗接种。肺炎疫苗分为肺炎链球菌疫苗和流感疫苗两种，都对预防小儿肺炎起到了重要作用。建议在每年秋冬季节，高发肺炎的季节前注射疫苗，可以及时产生抗体。目前尚无预防肺炎支原体肺炎的疫苗，主要还是靠孩子自身的抵抗力。

2）保持良好的卫生习惯：家长应引导孩子养成勤洗手、勤通风、保持室内清洁等良好的卫生习惯。出现咳嗽感冒样症状后，要保持良好的呼吸道卫生习惯。咳嗽或打喷嚏时，用纸巾、毛巾等遮住口鼻咳嗽或打喷嚏后洗手，尽量避免触摸眼睛、鼻或口。

3）适当锻炼：适当锻炼身体，特别是户外运动，能提高抵抗力，降低患病风险。游泳、跑步、跳绳都是非常适合儿童的全身运动。

4）营养全面：避免挑食、厌食等情况，给孩子荤素搭配均衡，避免缺乏维生素、微量元素等引起的贫血、佝偻病等。长期缺乏营养，脾胃吸收不良，都会导致经常感冒咳嗽。

6　什么是小儿腹泻

（1）疾病的概述：小儿腹泻是我国婴幼儿常见的疾病之一，是一组由多病原、多因素引起的以大便次数增多和大便形状改变为特点的消化道综合征。小儿腹泻病因较为复杂，跟年龄、饮食、气候、生活环境、社会经济发展状况及遗传等因素有关。本病一年四季都会发生，夏秋季节发病居多，6个月至2岁婴幼儿发病率高。

（2）老祖宗的理论：《素问·阴阳应象大论》曰："湿胜则濡泄。"王叔和曾云："湿多成五泄。"故认为泄泻之病，属湿为多。

《证治汇补》言："饮食入胃，精气则输于脾……伤于脾胃，传化失节，清浊不分，上升精华之气，反下降而为泄泻矣。"正常情况下，食物进入胃部后，会经过脾的运化，若因各种外来之邪伤于脾胃，致使脾失健运，升降失调，水谷不化，清浊不分，就会形成泄泻，外来的湿邪最易困阻脾土，脾喜燥恶湿。

《幼幼集成》曰："夫泄泻之本，无不由于脾胃……泄泻有五：寒、热、虚、实、食积也。"导致泄泻的根本原因是由于脾胃受损，能从寒、热、虚、实、食积5个方面寻找病因，可从粪便的颜色、气味中辨别。

《古医金鉴》曰："脉多沉，伤于风，则浮而弦……伤于湿，则沉而缓。"《脉经》曰："泄注，脉缓，时小结者生，浮大数者死。"提示泄泻的脉象可以提示疾病的病因、转归和预后。

小儿因其脾常不足，肝常有余，其泄泻常以脾胃虚弱为根本，外感风、寒、热（暑）、湿，内伤饮食，或饮食积滞，或感受惊恐，以及被痰饮所伤而致。脾胃虚弱是贯穿泄泻始终的最基本病机。

（3）主要的表现：小儿腹泻最常见的临床表现为大便次数增多，每天数次甚至数十次，大便性状大多数为蛋花样或水样，伴有少量黏液，少数患儿还可能有血便。患儿没有食欲并伴有呕吐症状，病情严重的患儿除了胃肠道症状，还会有严重的脱水、电解质紊乱和全身中毒症状。由于患儿呕吐、腹泻、进食量减少导致体内水液丢失，造成人体不同程度的脱水，表现为眼窝、囟门凹陷，眼泪减少，尿液减少，口唇干裂，皮肤弹性下降等。如果合并水、电解质及酸碱平衡紊乱，患儿还可能出现精神不振、无力、心律失常、手足抽搐、惊厥、酸中毒或碱中毒等。

（4）需要做的检查：腹泻时最先需要检查粪便常规，可从大便中有无白细胞判断腹泻是否存在炎症性病变。如果粪便常规中提示白细胞增多，必要时进行大便细菌培养检查，根据症状还可进行血常规、腹部X线片、B超检查。如果粪便常规检查中提示没有或者少量白细胞，就要注意患儿是否存在肠道吸收功能障碍，如乳糖酶缺乏、食物过敏性腹泻等，可进行粪便酸度、还原糖试验、食品过敏原等检查方法。6个月以内的婴儿常会有生理性腹泻，添加辅食后，大便会逐渐转为正常。临床医生需要判断患儿是否出现脱水及脱水的程度、电解质紊乱和酸碱平衡紊乱的情况，一般从普通的体格检查中可以发现，必要时可以完善电解质、动脉血气分析、心电图等检查。

（5）主要的治疗方法

1）急性腹泻：急性腹泻时应继续饮食，补充因疾病消耗而丢失的营养，缩短之后的康复时间。严重呕吐的患儿可以4～6小时内禁食，但可以喝水，等待病情好转后继续进食，应遵循由少到多，由稀到稠的原则。根据患儿患病期间体内丢失的液体量及身体自身需要的液体量进行补液治疗，时刻注意维持水、电解质和酸碱度的平衡。

药物治疗：①控制感染：水样便腹泻患儿多为病毒和非侵袭性细菌

所致，一般不使用抗生素。黏液便、脓血便患儿可能存在细菌感染，应针对性地使用抗生素进行治疗，再根据粪便细菌培养及药敏试验结果进行调整。② 肠道微生态治疗：益生菌有助于恢复肠道正常菌群的生长环境，防止定植菌的侵袭，控制腹泻。常用双歧杆菌、嗜酸乳杆菌、粪链球菌、需氧芽孢杆菌等。③ 肠黏膜保护剂：蒙脱石散可以吸附病原体和毒素，与肠道黏液糖蛋白相互作用增强屏障功能。④ 抗分泌治疗：消旋卡多曲是一种脑啡肽酶抑制剂，可通过加强内源性脑啡肽来抑制水、电解质的分泌，治疗分泌性腹泻。⑤ 补锌：腹泻时应采取补锌治疗。因为补锌治疗有助于改善患儿的预后，减少腹泻的复发。锌对于肠道黏膜有修复作用，促进消化道的吸收，减少分泌。对于急性腹泻患儿，大于6个月的患儿应每日摄入元素锌20 mg，小于6个月的患儿每日10 mg，疗程为10～14天。

2）慢性、迁延性腹泻：因慢性、迁延性腹泻常伴有营养不良和其他并发症，病情较为复杂，故需要综合考量、综合治疗。

① 一般治疗：积极寻找病因并根除，切忌乱用抗生素，以免造成肠道菌群失调。预防和及时纠正脱水、电解质紊乱和酸碱平衡紊乱。存在营养问题的患儿应调整饮食继续喂养，必要时可采取静脉输入营养成分。② 药物治疗：抗生素仅应用于分离出特异病原的感染患儿，并根据药物敏感试验结果来选择药物。注意及时补充微量元素和维生素，如锌、铁、烟酸、维生素A、维生素B_{12}、维生素C和叶酸等，有助于肠道黏膜的修复，同时采取微生态治疗和肠黏膜保护剂。③ 中医治疗：中医主要以运脾化湿为基本原则，实证以祛邪为主，根据不同证型分别以清肠化湿、祛风散寒、消食导滞等治疗。虚证以扶正为主，泄泻变证总属正气大伤，需要益气养阴、救逆固脱等。除中药口服外，还可使用中药穴位贴敷、推拿、针灸等外治方法，均有较好的效果。

（6）健康教育：养成良好的卫生习惯，注意平时玩具、餐具、奶瓶的消毒。平时在饮食方面需要注意食品卫生。合理喂养，提倡母乳喂养，及时添加辅食，食物要新鲜，不要吃变质的食物，不要暴饮暴食。避免长期使用抗生素，防止因肠道菌群失调而引起腹泻。对于严重胃肠炎的患儿，患病期间还是需要禁食，之后随着病情的好转再逐渐恢复饮食，不要吃过于油腻、生冷及不易消化的食物。

7 什么是肠系膜淋巴结炎

（1）疾病的概述：肠系膜淋巴结炎，常见于7岁以下儿童，学龄前儿童居多，男童多于女童。本病常因呼吸道感染诱发，也可见于肠道感染后，致病菌多为溶血性链球菌。在生理结构方面，因儿童肠管及肠系膜较成人长，回盲肠末端淋巴结及血管丰富，胃肠道食糜的消化和吸收导致食物在盲肠末端停留时间较长，因此增加淋巴结感染的可能。典型症状为腹痛、发热、恶心或呕吐等，也有部分患儿出现腹泻、便秘等症状，对儿童消化系统的健康造成威胁。

（2）老祖宗的理论：肠系膜淋巴结炎属于中医学"小儿腹痛"范畴。《素问·举痛论》曰："寒气客于肠胃之间……小络急引故痛……热气留于小肠，肠中痛。"这是现存典籍中关于腹痛的最早记载，指出腹痛多与脾、胃、大小肠等脏腑相关。

《景岳全书·心腹痛》中记载："痛有虚实……惟食滞、寒滞、气滞者最多。"后世医家多认为腹痛与腹满、食积、寒滞等关系密切。治疗腹痛时当以"通"为立法，实者，祛邪疏导；虚者，温中补虚、益气养血。

《小儿药证直诀》一书虽然没有专论"腹痛"，但全书始终遵循钱乙所提出的"脏腑柔弱，易虚易实，易寒易热"的小儿体质特点，指出了脾胃虚损及其所致病理产物乃致病之关键。强调治疗本病重在顾护脾胃。

《幼科发挥·积痛》中记载小儿腹痛多因食积。《素问·举痛论》有言："饮食自备，肠胃乃伤。"

《肘后备急方》记载了若小儿饮食生冷之品，或生活习惯不良等，皆可导致腹痛。其发病以冷热为因。

《巢氏病源》提到风邪外袭，痰由内生，小儿脏腑本虚，易挟宿寒，气血阴阳不调，寒热往来而腹痛。

《保幼新编》记载了小儿乳食积滞，气机不畅可致腹痛。因虫致痛的小儿应多加注意。

《幼科指南·腹痛门》认为小儿腹痛除常见病因外，还可因各种病因相兼而出现腹痛。

以上可见，小儿腹痛可由内因、外因相互作用引起。内因常为小儿脏腑娇嫩，行气未充，脾胃功能发育不全，此为主要的生理基础。外因则常见于饮食不节，加剧胃肠运化负担；外邪（寒热、虫积等）侵犯、恣食生冷，饮食不洁，影响脾胃正常生化功能；又可见肝失条达，气滞血瘀，中焦之气机不畅，运化失司，不通则痛，发为腹痛。

（3）主要的表现：儿童肠系膜淋巴结炎典型症状为发热、腹痛、恶心或呕吐，有时伴有腹泻或便秘等胃肠道功能紊乱的表现。腹痛可出现在任何部位，也可在脐周、上腹、下腹出现。腹痛的性质不固定，可表现为隐痛或痉挛性疼痛，在两次疼痛间隙患儿感觉较好。右下腹部应警惕急性阑尾炎。

儿童腹痛症状频发时家长需重视，一些检查可帮助鉴别与明确诊断。常规的检查包括三大常规（血常规、尿常规、大便常规）、腹部超声、幽门螺杆菌感染等，必要时可行胃镜检查以鉴别。当疑似为肠系膜淋巴结炎时，血常规与超声检查不可或缺，血常规检查需观察白细胞数量是否升高，超声检查可作为诊断儿童肠系膜淋巴结炎的有效手段，通过超声检查可与肠套叠、急性阑尾炎等疾病相鉴别。当前超声检查可做到多角度、多切面及连续性扫描，并且家长不必因辐射问题而困扰。如腹痛持续，可进一步进行腹部CT等检查。

（4）主要的治疗方法

1）西医治疗：临床关于儿童肠系膜淋巴结炎的治疗，目前尚无统一的诊疗方案，对于已明确诊断为肠系膜淋巴结炎的患儿，一般采取非手术的保守治疗。主要为抗感染、解痉止痛、调节肠道菌群、免疫方法、物理方法等对症治疗手段。若伴有发热、呕吐或腹泻的患儿应适当进食，少量饮水，进行物理降温或口服退热药等。

2）中医治疗：主要治疗手段包括内治法及外治法。内治法通常包括服用汤药或中成药治疗。需常结合腹痛的病因，因人制宜，热者寒之，寒者温之，虚则补之，实则泻之，在辨证论治的同时施加体质调理，以达患儿平和之质。中医内治法具有不良反应少、增强体质、预后好等特点。

外治法方法众多，安全性高，临床疗效佳，家长及患儿群体接受度高。① 推拿疗法：以经络学说为主要的指导思想，在穴位对应的体表进行刺激，纠正经络的病理变化，改善机体自身调节的功能。可以达到有病治病，未病预防的效果。多项现代研究表明，推拿手法配合针刺四缝治疗本病，能更快地改善患儿症状、体征，缓解患儿的疼痛症状，对于一些西药治疗无效的腹痛患儿，行推拿手法可以使病情得到改善，并且该治疗方法成本低、安全性高、起效快。② 敷贴疗法：是指将对疾病有治疗作用的中药成分研磨成粉末状，与其他介质混合后调成糊状，涂抹在敷贴贴膜上，敷于相关穴位上的治疗方法。贴敷疗法对于治疗肠系膜淋巴结炎疗效确切，主要表现在本病症状的改善和复发率的降低等方面，但对于减小肿大的淋巴结临床效果尚不明显。③艾灸疗法：艾灸疗法历史悠久，其起效是通过对穴位产生刺激，透过腧穴沿着躯体经脉的循行

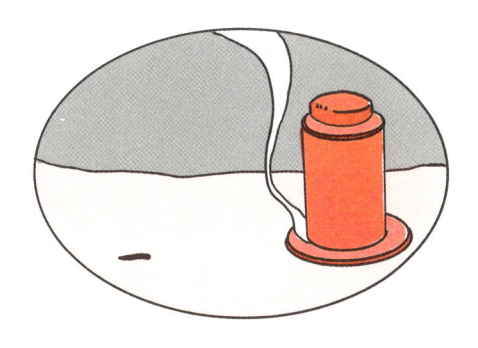

图5-12　艾灸疗法

和传导，从而促进全身血液循环，强化身体功能，达到消除病邪的效果。艾灸疗法特别适用于寒邪停滞胃肠而发病的患儿，以温中散寒贯穿治疗始终，可达到有效的行气止痛的效果。④针刺疗法：在中医理论的指导下，以经络学说为基础，通过针刺手法作用于经络对应的体表腧穴，刺激经脉循行，作用于脏腑器官，达到治疗的目的。对于肠系膜淋巴结炎的患儿，针刺可以有效改善血液运行，加速治疗药物的吸收，使药效于病所处充分发挥，从而治疗疾病。⑤中药灌肠疗法：是通过直肠给药，使药物经过肠道黏膜吸收而起效的，对于临床口服药物困难，以及不能安静配合治疗的患儿，均可进行灌肠疗法，起效较快，而且耗时不多。因直肠位置距离病灶更近，在起效速度方面更具优势，对于轻中度腹痛症状的患儿可以保守治疗为主。灌肠疗法对于减小肠系膜淋巴结炎患儿的淋巴结大小、减少淋巴结的数量，均具有显著的疗效，并且给药方法安全、简便。

（5）健康教育：儿童肠系膜淋巴结炎常因感染性疾病诱发，但预后良好，治疗周期短，治疗缓解后容易复发。因此，日常饮食要讲究卫生，注意手清洁及饮食清洁，可减少感染性疾病的发生。此外，需养成健康的生活习惯，培养儿童规律的作息及健康的饮食习惯，长期坚持运动，有助于增强身体的抵抗力，减少疾病的发生。

8 什么是小儿厌食

（1）疾病的概述：厌食是儿童常见的消化系统疾病，发病率高达12%～34%，各个年龄段的儿童均可发病，以婴幼儿居多，相当于西医学的功能性消化不良。临床以较长时间食欲不振、食量减少、见食不贪，甚至抗拒进食为主要表现。此病预后一般较好，但若家长未对孩子食欲下降问题未予重视，未及时就医治疗，长此以往，厌食患儿则会因摄入不足而营养不良，以及多种微量元素、维生素缺乏，贫血，抵抗力下降，罹患反复呼吸道感染等疾病，另可导致注意力不集中及倦怠乏力等，从而影响儿童身心健康。

（2）老祖宗的理论：厌食在古代被称为"勿食""不思食""不喜食""不噬食""不饥不纳"等。在古代书籍中关于厌食的记录颇多。

《育婴家秘》中记载："小儿之病，伤食最多。"

《素问·痹论》指出："饮食自倍，肠胃乃伤"，指出了小儿厌食的病因病机。

《幼科发挥》中载有："胃者主纳受，脾者主运化，脾胃壮实，四肢安宁；脾胃虚弱，百病蜂起。"强调了脾胃的健运对机体健康的重要性。

《丹溪心法》更提出了治疗小儿伤食的经典方剂，"治食积停滞……腹胀时痛，嗳腐厌食，大便不调……脉滑方，保和丸主之。"

《后汉书·王符传》云："婴儿常病，伤于饱也。"

《医宗金鉴·食滞》云："小儿恣意肥甘生冷，不能运化，则肠胃积滞矣。"

《幼幼集成》曰："小儿之病，伤食最多，故乳食停滞，中焦不化而成病者。""或因病有伤胃气，久不思食。"《活幼口议·议乳失时哺不节》

云："物萌失之灌溉，长必萎焦……乳失时，儿不病自衰；食失节，儿无疾自怯。"表明乳食积滞或病气伤胃，可造成小儿伤食，以上均指出了小儿伤食的常见病因。

《素问·玉机真脏论》记载："五脏受气于其所生，传之于其所胜……肝受气于心，传之于脾。"是说小儿心肝常有余，肺脾常不足。并且肝脏克制脾脏，易导致外邪入里传脾，脾失健运，可影响受纳运化机能。

《解儿难·儿科用药论》中说："儿科用苦寒，最伐生生之气也。"又说明了药过可伤及脾胃，从而出现消化系统的问题。

以上可看出，厌食在古往今来发病之数多，而其病因多为乳食失调，损胃之精气，碍脾之运化，或过食肥甘厚味，如糖类、黏腻等煎炸炙煿之品，滥服滋补之品，或饮食偏嗜，致脾胃之精气损伤，造成脾胃受损，纳运失司。也可见于肝气犯脾、药过伤脾，损伤中焦气机，出现厌食症。

（3）主要的表现：厌食是儿童时期常见的一种食欲障碍性消化系统疾病，临床以长期低于同龄儿童的正常摄食量为常见症状，部分儿童还可伴有不同程度的面色萎黄、消瘦、呕吐、腹泻等症状。长期厌食会影响小儿气血津液化生，使小儿胃肠功能长期处于紊乱状态，进一步产生贫血、佝偻病等影响小儿生长发育的一系列疾病。

（4）主要的治疗方法

1）西医治疗：对于厌食症的西医治疗方法，首先为健康宣教，倡导家长合理喂养，培养小朋友良好的饮食及卫生习惯。其次包括积极治疗原发病、停用引起胃肠道反应的抗生素及其他药物、纠正微量元素缺乏、使用酵母片及胃酶合剂等助消化药及胃动力药。

2）中医治疗：①推拿疗法：推拿治疗小儿厌食安全舒适有效，尤其适用于幼儿及服药配合度不佳的患儿。可采用按揉患儿板门、三关以及点压华佗夹脊穴、捏脊治疗本病，并辨证取穴，效率高，研究表明，推拿可在一定程度上提升患儿的血红蛋白水平，改善临床症状。②针刺疗法：最常见的治疗小儿厌食症的针刺疗法为针刺四缝穴。四缝穴为经外奇穴，最早记载于《针灸大成》，其部位与三焦、肝、小肠及命门有内在联系，对其针刺可调肝理脾、消食导滞，有效改善小儿厌食、疳证等消化问题。③灸法：《本草纲目》有云："灸之则透诸经，而治百种病邪，起沉疴之人为康泰，其功亦大矣。"灸法操作简单，经济实用，并且适用范围广，容易被患儿接受，使用灸法治病也较为常见。针对厌食的患儿，常用的穴位为神阙、中脘、足三里等，通过艾灸达到调节脾胃阴阳平衡，改善脾胃功能，行气通络，温胃散寒的功效。④敷贴疗法：取党参、砂仁、苍术、藿香等药物，研磨成粉贴敷于神阙、天枢、足三里等穴，通过穴位与药物的双重刺激，足疗程用药，可有效改善患儿厌食的症状。此法安全性高、副作用小、疗效可见。⑤耳穴压丸法：研究表明，运用王不留行贴压于耳穴对于治疗小儿厌食也有一定的治疗效果。取穴可为脾、胃、肾、肝、大肠、小肠、神门、皮质下。常作为辅助疗法，可改善食欲不振、饮食不化等症状。

（5）健康教育：中医有小儿"脾常不足"之说，儿之生长，如旭日初升，草木方萌，合理的饮食方式能够增进小儿的脾胃功能。在日常生活中，要注意预防和调护。首先要调节饮食，乳食应定时定量，营养丰富，食用易于消化的食物。纠正偏食的不良习惯，切忌暴饮暴食，过食肥甘厚腻、生冷瓜果之品，更不要乱服用滋补之品。对于婴幼儿，家长应根据生长发育的需要，按照月龄添加辅食的品种与数量，合理喂养。若稍有不慎，出现积食的情况，应及时选用药物调理，控制饮食，待恢复后可正常饮食。

9　什么是小儿遗尿

（1）疾病的概述：遗尿指大于5岁且无中枢神经系统病变的儿童在睡眠中出现不自主的漏尿现象，至少每周2次并持续3个月以上。2020年对中国一项5～18岁儿童遗尿患病率调查显示为4.8%。该病发病机制复杂，睡眠觉醒障碍、遗传、膀胱功能异常、抗利尿激素分泌异常、心理因素等，都可能与其发病有关。现多认为，单症状性遗尿的基础病因是中枢睡眠觉醒功能与膀胱联系的障碍，而促发遗尿的重要病因是夜间抗利尿激素分泌不足导致的夜间尿量增多和膀胱功能性容量减小。

（2）老祖宗的理论：在古代文献中，对于小儿遗尿的病名的记载各有不同，如"尿床""遗溺""不禁""失禁""溺""遗"等。遗尿，又称遗溺，其病名最早见于《灵枢·九针论》："膀胱不约为遗溺。"对于病因病机，历代医家各有阐述，如《诸病源候论》："遗尿者，此由膀胱虚冷，不能约于水故也。"以"遗尿"作为病（症）名首次提出者，系东汉医家张仲景的著作《伤寒杂病论》，在论述"太阳温病"时提及"三阳合病，腹满身重，难以转侧，口不仁，面垢，若发汗则谵语，遗尿。"

《金匮翼·小便不禁》云："脾肺气虚，不能约束水道而病不禁者……上虚不能制下者也。"肺与脾在水液代谢过程中的配合至关重要，脾者主运化水湿，精微上承于肺，肺气布津于周身，脾气虚则水谷不化，肺气虚则津液不布，难以通调水道，则直接逼迫下焦，而成遗尿。《医学心悟·大便不通》云："遗尿有二症……一因火性急速，逼迫而遗者。"是其谓也。王肯堂亦云："肝主小便，热甚而自遗也。"故而遗尿论治莫忘肝。厥阴肝经绕阴器而至少腹部，肝肾同主下焦，若肝经湿热，疏畅气机不利，势必影响膀胱开阖。明朝医家张介宾在《景岳全书·杂证谟·遗溺》提出"其有小儿从幼不加检束，而纵肆常遗者……当责其神，非药所及"

的论断开遗尿从心神论治之风。心为君主之官，与肾相交，如心神失常，影响肾脏的封藏，则可见睡中小便自遗。

《类证治裁·闭癃遗溺》亦强调"治水必先治气，治肾必先治肺"的理论。可见从肺气的调畅亦是治疗的重要方。《类证治裁·闭癃遗溺论治》曰："睡中自遗，幼稚多有，侯其气壮乃固，或调补心肾自愈。"王肯堂在《证治准绳》中论述"盖肝主小便，因热甚而自遗也，用加味逍遥散加钩藤及六味丸"为遗尿治肝提供了依据。

（3）主要的表现：5岁以上的儿童睡眠过沉，难以唤醒，夜间入睡后仍会出现不自主排尿，严重时白天睡眠时会出现遗尿，还可能伴有其他症状，出现尿频、尿急、排尿困难、尿失禁、尿细流等症状，若不及时治疗，常给患儿身心健康带来严重影响，甚至导致精神障碍、情感障碍和社交障碍等问题。

（4）主要的治疗方法

1）西医治疗：西医治疗小儿遗尿症常用使用抗胆碱药如用氯芬酯（遗尿丁）、山莨菪碱、盐酸丙米嗪等药物。此外，还有一些训练疗法，需要日常进行训练，如定时排尿，晚上让家长定个闹钟，到一定时间段，让患儿清醒后上厕所，慢慢形成条件反射；增加膀胱容量，让患儿练习憋尿，也就是患儿排尿时，让患儿心里默念从1数到10再排尿。

2）中医治疗：① 中药汤剂：根据不同的患儿体质及病因病机，分别从下元虚寒、心肾不交、肺脾气虚、脾肾气虚论治，主要围绕五脏六腑的调理来治疗该病。中成药可以根据不同的辨证，选用缩泉丸、醒脾养儿颗粒、六味地黄丸等，方便儿童服用。② 针灸疗法：针灸可疏经络、调阴阳、扶正祛邪，使患儿机体向平衡状态转化，从而治疗疾病。体针主穴：百会、神门、关元、气海、中极、三阴交、肾俞、膀胱俞。下元虚寒加命门、太溪；肺脾气虚加肺俞、脾俞；心肾不交加内关、遗尿点；

肝经湿热加行间。③推拿疗法：主要包括放松手法、点穴手法和疏经手法，其中远部取穴以百会、印堂、长强为主，局部取穴以命门、腰阳关、肾俞、大肠俞、膀胱俞、次髎、夹脊穴为主。④敷贴疗法：是将药物熬制后，做成药饼、药膜或将药物研成粉末，撒于普通膏药上，涂敷于体表或药包热敷，使药物从局部渗透的方法，患儿依从性较高。益智仁15 g，远志10 g，石菖蒲10 g，覆盆子15 g，小茴香15 g，吴茱萸15 g，肉桂15 g，白果5 g，烘干后研细末；每天以醋调糊，放于敷料贴上，制成铜钱大小，进行穴位贴敷；主穴选取肾俞，配穴还可加神阙、关元。每天1次，每次2~4小时，连续贴敷4周。

（5）健康教育：遗尿是儿科常见病，临床上要详细采集病史，进行相应检查以明确诊断，明确诊断后应及时积极治疗，否则将会对患儿及其家庭带来一定的负担，影响患儿身心健康发展。与西医治疗相比，中药治疗小儿遗尿安全可靠、疗效显著，能够针对患儿不同表现进行个体化治疗，在治疗小儿遗尿中起到了不可替代的作用，受到了广大临床医生及患儿家长的认可，为中医药治疗小儿遗尿的进一步研究提供了更多的可能。除药物治疗外，医生及患儿家长也应重视培养儿童良好的排尿习惯、记录排尿日记、给予孩子鼓励等。

10 什么是性早熟

（1）疾病的概述：性早熟是指女童在7岁半前、男童在9岁前出现第二性征。可导致患儿生长潜能受损及心理健康受影响的性征发育提前是中枢性性早熟，下丘脑-垂体-性腺轴功能提前启动、促性腺激素释放激素增加，导致性腺发育并分泌性激素，使内、外生殖器发育和第二性征呈现是该病症的发生机制。不同种族中枢性性早熟的发病率和患病率各

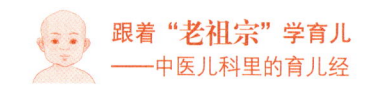

不相同，但多国均呈现青春发育启动年龄提前，中枢性性早熟发病率逐年提高的趋势。

性早熟是现代儿童面临的比较严峻的生长发育问题，该问题对女童的影响更为突出，主要表现在以下三方面：① 性早熟可导致儿童骨骺加速发育及过早闭合，影响成年身高，甚至无法达到靶身高。② 过早出现性腺发育，性激素水平不稳定将增加患儿成年后罹患生殖系统肿瘤的风险。③ 提前出现第二性征发育，尤其女孩出现乳房发育及体态变化后容易产生抑郁情绪和社交焦虑等心理问题。因此，对性早熟儿童进行及时有效的干预以避免上述问题的发生是十分必要的。

（2）老祖宗的理论：性早熟是现代病名，中医尚无与之对应的病名。中医范畴"乳疬""童子痨"应包括儿童患此病者。

《素问·上古天真论》："女子七岁，肾气盛，齿更发长。二七而天癸至，任脉通，太冲脉盛，月事以时下，故有子……丈夫八岁，肾气实，发长齿更。二八，肾气盛，天癸至，精气溢泻，阴阳和，故能有子。"清楚精确地描述了"轴"功能及生理特点，明确指出了肾中精气的盛衰是机体生、长、壮、老的根本，清晰阐述了肾、天癸、冲任二脉对女子的月经、妊娠等生殖功能的调控机制，构建出女子"肾-天癸-冲任-胞宫"生殖轴的中医概念。

参与生殖轴启动相关的脏腑除了肾，还有肝、脾。肝肾关联常表现为精血关系，即"精血同源"，肾精不足与肝血不足可互为因果，影响儿童生长发育。肝经循行绕阴器连乳络，均为第二性征发育部位。肾和脾分别为先天之本、后天之本，是藏精起亟，充养四肢百骸的根本，亦是主导性发育发生的脏腑。《素问·五脏生成》有云："肾之合骨也，其荣发也，其主脾也。"《医宗必读》有"二脏为生人之根本……二脏有相赞之功能"的论述，充分体现了脾肾两脏在生理功能上互为根本、相辅相成的密切关系。

（3）主要的表现：① 性征提前出现，即女童7.5岁前出现乳房发育或10岁前出现月经初潮，男童9岁前出现睾丸增大；② 性腺增大，即盆腔B超示女童子宫、卵巢容积增大且卵巢内可见多个直径≥4 mm的卵泡，男童睾丸容积≥4 mL；③ 血清促性腺激素及性激素达青春期水平；④ 多有骨龄提前，骨龄超过实际年龄≥1岁；⑤ 有线性生长加速，年生长速率高于同龄健康儿童。

（4）需要做的检查：中枢性性早熟的诊断需结合患儿的年龄、症状、体征、实验室及影像学检查等综合判断，需要重视病因学诊断。医生面诊时会确认患儿基本信息，收集病情相关病史，诊察症状、体征。实验室检查包括：① 内分泌激素检查，卵泡刺激素、黄体生成素、雌二醇、睾酮、17α-羟孕酮基础值；② 必要时进行促性腺激素释放激素（GnRH）兴奋试验，也称黄体生成素释放激素（LHRH）兴奋试验。影像学检查包括：① 骨龄测定；② 头颅MRI检查，或垂体增强MRI检查。超声检查包括：子宫、卵巢及睾丸B超。病因学诊断需完善染色体检查，性发育相关基因变异检查等。

（5）主要的治疗方法：性早熟的总体治疗方案包含病因治疗、心理咨询与性教育、药物治疗。治疗目标是消除病因，抑制性发育直至正常青春期年龄，尽量促使身高达到靶身高，注意情绪变化，积极进行健康教育和性教育。

1）药物治疗：GnRH类似物（GnRHa），为治疗中枢性性早熟的标准药物，其作用机制是与垂体前叶促性腺细胞的GnRH受体结合，使卵泡刺激素、黄体生成素和性腺激素分泌减少，有效控制中枢性性早熟患儿性发育进程，延迟骨骼成熟、改善最终成年身高，避免心理行为问题。国内上市药品主要有曲普瑞林和亮丙瑞林缓释剂。GnRHa的疗程对最终成年身高的改善甚为重要，建议持续治疗2年以上。GnRHa治疗应严格掌握指征，采用个体化治疗方案，并在治疗过程中密切关注性发育进程、生长情况及安全性指标。

GnRHa联用重组人生长激素，目前不推荐常规联合用药，采用该治疗方案前医生会反复评估中枢性性早熟对患儿身高的影响程度、遗传身高、患儿及家长对身高的接受程度及药物经济学因素等，并和患儿及家长进行充分沟通和解释，再决定是否联合用药。

2）中医治疗：性早熟的主要病机可概括为肝经湿热，脾肾不足，阴不潜阳，相火妄动。常以滋阴泻火、疏肝解郁、化痰散结为治疗原则。口服中药汤剂、丸剂或中成药治疗性早熟已被广泛应用于临床，耳穴埋豆、针刺穴位等中医外治疗法也在性早熟防治中发挥积极作用。

（6）健康教育：中枢性性早熟的发生可能与生活模式、饮食习惯、家庭关系、社会环境、基因突变等因素有关，因此，预防和治疗性早熟应从上述关键点着手。生活模式方面，提倡适当午睡，晚间睡眠时间不宜超过11点，每日睡眠时长不低于8小时；保持每日户外运动的习惯（≥1小时/天）；控制看电子产品时间（＜28小时/周）。饮食习惯方面，避免长期大量食用动物性食品、营养滋补品、儿童饮料、激素类食物、洋快餐和方便食品、高添加剂食物、油炸膨化食品、反季节蔬果的摄入，每天应摄入充足新鲜蔬菜、水果、谷类等纤维素含量较高的食物，建议参照《中国居民膳食指南（2022）》中"儿童膳食指南"相关内容，合理安排儿童饮食，均衡营养摄入，控制体重过快增长。家庭关系方面，家人尤其是父母的日常陪伴和关心对儿童身心发育至关重要，每日面对面的亲子沟通是不可省略的必须环节，内容包含但不限于对孩子身体状态、发育状态的观察了解，相互倾诉和分享一天中发生的事情和产生的情绪，过程当中以倾听为主，避免打断，不做过多的主观评价；和谐家庭关系，避免当孩子面争吵或情绪失控。社会环境方面，广泛存在于塑料、农药、洗涤剂等化学用品中的环境内分泌干扰物，通过影响内分泌与代谢系统而对人体产生不利影响，干扰人体代谢和发育，所以尽量避免在高污染地区生活，应选用安全洁净的、由正规厂家生产的儿童用品，不与父母混用洗浴及护肤用品。口服避孕药等各类药物应放置在儿童不能自行获取的地方。发现孩子有体格及发育异常及时就医，依据医生指导完善相关检查，配合诊疗。

11　什么是抽动障碍

（1）疾病的概述：抽动障碍是一种以运动抽动或发声抽动为特征表现的慢性神经障碍性疾病，起病于儿童时期，多见于学龄期儿童，男女患病比为3∶1～4∶1，主要表现为一个部位或多个部位肌肉抽动或伴发声性抽动，这种抽动是不由自主的、无目的性的、快速的或刻板重复的，同时常伴有其他行为障碍，如强迫障碍、注意缺陷多动障碍、行为障碍、情绪异常等。若不及时药物干预治疗，随着疾病的发展及病程延长，患儿可能出现无法克制、反复的自伤行为，程度重者会导致永久性自残损害，给社会和家庭带来沉重的负担。

（2）老祖宗的理论：中国古代文献中并没有关于"抽动障碍"这一病名的记载，但中医医家依据抽动障碍的辨病辨证表现，认为古时"瘛疭""慢惊风""肝风""筋惕肉瞤"等可归于本病范畴。

《素问·六节藏象论》记载："肝者罢极之本，魂之居也。"肝的主要生理功能为主疏泄，调畅气机。肝藏魂，又具有调畅情志的功能，儿童抽动障碍属于精神行为性疾病，肝的功能失调易引起情志疾病的发生。

《素问·阴阳应象大论》中提及："风胜则动。"《素问·至真要大论》

曰:"诸风掉眩,皆属于肝。"《小儿药证直诀·肝有甚》曰:"凡病或新或久,皆引肝风,风动而上于头目,目属肝,肝风入于目,上下左右如风吹,不轻不重,儿不能任,故目连劄也。"以上都表明抽动障碍的发生发展与肝风息息相关。

《张氏医通》:"疭者,筋脉拘急也;瘛者,筋脉弛纵也,俗谓之抽。"

《温病条辨·痉病瘛疭总论》:"痉者,强直之谓,后人所谓角弓反张,古人所谓痉也。瘛者,蠕动引缩之谓,后人所谓抽掣、搐搦,古人所谓瘛也。"

《景岳全书·发搐(十八)》:"搐,抽搐也,是即惊风之属……微而缓者,谓之发搐。发搐不治,则渐成惊风矣。"强调既成抽动之象,病程缠绵。

《伤寒明理论》言:"津液枯少,阳气太虚,筋肉失所养,故惕惕然而跳,瞤瞤然而动也。"将抽动障碍发病归因于阴液缺少,肌肉失养。

《证治准绳·幼科·慢惊》中记载:"水生肝木,木为风化,木克脾土,胃为脾之腑,故胃中有风,瘛疭渐生,其瘛疭症状,两肩微耸,两手下垂,时腹动摇不已,名曰慢惊。"中医讲脾主肌肉,脾胃运化功能失常或者水湿内停,阻碍人体正常代谢途径,影响脏腑器官功能,可造成"筋惕肉瞤"的抽动症状。

关于抽动障碍的中医病因、病机,目前大部分中医学者认为,病因主要是由于产伤、先天禀赋不足、饮食不节、情志失调、外邪侵袭等。

(3)主要的表现:抽动障碍起病于儿童时期,发病的儿童多有明显的诱因及家族史。可由感受外邪、情绪刺激、精神紧张、玩电子游戏等因素诱发或加重。临床表现主要包括运动性抽动和发声性抽动两大核心症状,运动性抽动主要表现为不自主的肌肉抽动,可包括头面、肩颈、四肢和躯干等部位,如眨眼、咧嘴、皱鼻、摇头、耸肩、甩手、踢腿、腹部抽动等，发声性抽动表现为异常发音，如清嗓、咳嗽、吼叫、秽语等表现。抽动障碍患儿抽动发作多呈波动性、多发性、慢性或持续性，能够短暂受到患儿主观控制。此外，患儿还可伴有情绪行为症状，如急躁、胆小、自伤等行为，或者共同患其他心理行为障碍，如注意缺陷多动障碍、睡眠障碍、强迫症、情绪障碍、自闭、品行障碍等。病程不超过1年的，为短暂性抽动；病程超过1年，仅存在运动性抽动和发声性抽动中的一种，称为慢性抽动；病程超过1年，同时存在运动性抽动和发声性抽动，为多发性抽动。

（4）需要做的检查：当儿童出现身体某一部位的抽动现象或者异常发生的症状时，家长需要引起重视。常规的辅助检查主要包括脑电图、脑磁共振成像、微量元素检查、红细胞沉降率、抗链球菌溶血素O试验、血尿常规等，并做必要的量表——耶鲁综合抽动严重程度量表等有助于鉴别诊断。

（5）主要的治疗方法：现代医学对于抽动障碍的治疗主要包括药物治疗（包括多巴胺受体阻滞剂、中枢性α受体激动剂、抗精神病药等）和心理行为治疗（包括支持性心理治疗、行为干预及神经调控等）。对轻度抽动障碍的患儿家长可尝试采用心理行为治疗，而中重度的抽动障碍患儿需要采用药物治疗与心理行为治疗相结合的治疗手段，家长需做好长期治疗的准备。

1）药物治疗：① 多巴胺受体阻滞剂：该类药物对多巴胺受体的阻滞作用较强，对儿童抽动障碍的有效率为60%～90%，目前在临床上已被广泛应用。一般是从小剂量开始服用，头晕、嗜睡等不良反应相对较多。用药后家长需密切观察患儿有无不良反应现象，及时与医生沟通。② 中枢性α受体激动剂：主要代表为可乐定透皮贴剂，能够在7天内维持一定的药物释放浓度，通过患儿的皮肤各层进入身体的循环而发挥作用。

透皮贴剂的剂型也能够在一定程度上减少许多药物的不良反应，避免常规药物对孩子胃肠道的刺激。③抗精神病药：主要用于缓解一部分患儿的忧虑、恐惧、紧张等症状，在小剂量使用时能够起到抗焦虑的作用，缓解患儿因为局部病变引起的抽动。需要遵循医嘱合理用药。

2）中医治疗：中医治疗抽动障碍疗效也较为突出，不良反应比较少，具有一定的优势。治疗方法主要包括汤药内服、针灸、推拿、整脊、耳穴贴压等。因为抽动障碍是一种慢性疾病，治疗需要花费较长的时间，长期坚持服用中药对儿童可能存在一定的困难，中医敷贴、针灸等外治法可提高患儿的生活质量。

（6）健康教育：在儿童抽动障碍治疗中，家长在医生治疗过程中的配合至关重要。良好的家庭环境是改善患儿症状的关键因素之一。首先，家长们要建立起和谐的家庭环境，父母对患儿的关爱和理解非常重要，需要增进亲子接触和交流沟通，关注患儿的心理健康，稳定疏导患儿的情绪，缓解其恐惧与焦虑，帮助患儿认识自己的病是可以治疗改善的，不要紧张，减少自卑感，增强战胜疾病的信心，这样在某种程度上可以减轻抽动的发作。另外，父母不可过多责备、惩罚和忽视，这有可能加重抽动的发作。同时，也不能认为患儿生病就过分关注、溺爱和顺从，不能随意停药及调整剂量。在日常生活中，也要注重患儿的营养补充，养成良好的生活习惯。这些都可以避免或改善患儿的抑郁情况，帮助疗愈过程。

12 什么是注意缺陷多动障碍

（1）疾病的概述：注意缺陷多动障碍，也称儿童多动症，是儿童早期的一种异常行为疾患，注意力不集中，多动，冲动，是儿童、青少年最多见的精神行为问题之一，男孩的患病率明显比女孩多。症状大多在学龄期出现，9岁左右最为突出。绝大多数患儿至青春期可逐渐痊愈，部分病例可能会迁延至成年。该病会显著影响患儿的生活、学业、社交和家庭等功能，需要早期发现，及时干预，综合治疗。

（2）老祖宗的理论：注意缺陷多动障碍在中医古籍上并无相关记载，根据注意力不集中、多动和冲动的临床表现，可归于"脏躁""健忘"的范畴。

《素问·生气通天论》指出："阴平阳秘，精神乃治。"小儿"阳常有余，阴常不足"是生理病理特点，加上先天禀赋不足、后天养护不当或疾病所伤都容易造成阴精亏损的病理变化。阴不制阳，阳失制约会出现兴奋、多动、躁怒的症状。患儿的临床表现貌似为多动不宁，但动作多无目的性且精神涣散故属本虚标实之证。

（3）需要做的检查：诊断主要依靠病史、体格检查、心理评估。心理评估中包括智力测验、注意力评定、问卷量表。目前尚无特异性辅助检查，脑电图、诱发电位、智能测试、影像学检查等对鉴别诊断有一定帮助，但不能作为本病的诊断依据。

（4）主要的表现：临床症状主要表现在与同龄人不符的注意力涣散、情绪不稳、活动过度、自控能力差等一系列表现，如课堂上小动作多、易干扰别人、不听劝阻等；注意集中困难，易受环境的影响而分散；缺乏克制能力，容易被激惹而过度反应，做事没有耐心等。患儿的智力虽然正常或基本正常，但也常带来一定的学习困难。

（5）主要的治疗方法

1）药物治疗：① 兴奋中枢类药物：哌甲酯是一种中枢神经兴奋剂，被认为是通过阻断多巴胺和去甲肾上腺素的再摄取，提高神经递质在神经突触中的浓度，进而调控脑前额叶皮质的功能，是治疗注意缺陷多动障碍的常用药物。② 非兴奋中枢类药物：托莫西汀是一种选择性去甲肾上腺素再摄取抑制剂，早期用于抑郁症，后发现对改善注意缺陷多动障碍症状有疗效。可乐定是 α_2 受体激动剂，可与哌甲酯联用治疗顽固性注意缺陷多动障碍或注意缺陷多动障碍伴有抽动的患儿。需定期监测血压，不能突然停药。③ 抗抑郁药：丙米嗪适用于合并有焦虑和抑郁的注意缺陷多动障碍患儿，还有安非他酮、去甲替林等对注意缺陷多动障碍有一定疗效。

2）心理治疗：包括家庭治疗、认知疗法、行为治疗，多采用积极正向的鼓励等支持性心理疗法。

3）中医治疗：注意缺陷多动障碍与先天禀赋不足、后天失养、情志不畅、产伤外伤等因素有关。病位在心、肝、脾、肾，以本虚标实为主。病机关键在于阴阳失调，脏腑功能不足可用中药口服治疗，还可以进行针灸、耳穴贴压等治疗。

（6）健康教育：父母要重视家庭教育，注意自身修养，关心、体谅患儿，不可急躁、体罚孩子，也不能迁就、溺爱孩子，患儿有进步时应及时予以表扬和鼓励。注意安全管理，谨防攻击性、破坏性和危险性行为的发生，避免发生意外事故。保证患儿的合理营养，少吃零食，不挑食、偏食，避免食用含有兴奋性和刺激性成分的饮料和食物。

第六章

中医内服加外治，恢复健康作用大

孩子体质较弱，容易发热，容易感染细菌病毒，如何正确地使用退热药、抗生素是关键。中医药在调治儿童疾病方面具有得天独厚的优势。对于体质较弱的孩子，可先期调理，增加抵抗疾病的能力，减少急性感染的机会。对于已经患病的孩子，可缩短病程，减轻症状，更快康复。对于疾病恢复期的孩子，以补益和调理为主，帮助恢复元气、增加抵抗力。此外，中医外治法由于其不用吃药、孩子容易接受、无副作用的特点，越来越受到家长的关注。

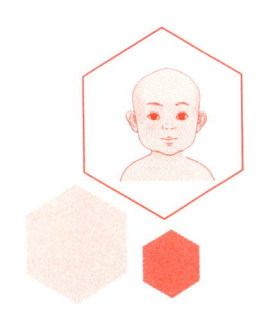

1　什么是儿童退热药使用的"5R"原则

许多家长见孩子发热了，第一反应就是赶紧想办法给孩子退热，更夸张的是有些爷爷奶奶甚至连体温都不给孩子测一个，就直接给孩子喂退热药，就怕孩子烧出了问题。这种做法肯定是不可取的！我们这里说的退热药就是临床上用的解热镇痛药，该类药物医院外易获取、品种繁多、不良反应各异，选择不当可能会造成严重不良后果。因此，正确合理地使用儿童退热药就显得尤为重要。儿童退热药的使用可遵循"5R"原则。

"5R"原则，即合适的患儿（Right patient）、合适的药物（Right drug）、合适的剂量（Right dose）、合适的给药时间（Right time）和合适的给药途径（Right route）。

（1）合适的患儿：我们首先要明确退热的目的。我们退热治疗的主要目的是减轻发热给孩子带来的不适，即改善孩子的舒适度，而非单纯追求恢复正常体温。我国2016版《中国0～5岁儿童病因不明急性发热诊断和处理若干问题循证指南（标准版）》推荐：对≥2月龄、腋温≥38.2℃，或因发热导致不舒适和情绪低落的发热儿童，应给予退热药物。2月龄以下的婴儿、新生儿禁用退热药。

（2）合适的药物：目前，美国儿科学会推荐的儿童退热药仅有对乙酰氨基酚和布洛芬两种。不推荐安乃近、吲哚美辛、阿司匹林、尼美舒利作为退热药应用于儿童，反对糖皮质激素用于儿童退热。对乙酰氨基酚适用于2月龄及以上，布洛芬适用于6月龄及以上。下面是一些特殊情况下儿童退热药的应用：肝功能异常伴发热时应选择布洛芬；肾功能异常伴发热时应选择对乙酰氨基酚；心功能不全伴发热时应选择对乙酰氨基酚；出血性疾病伴发热时应选择对乙酰氨基酚；蚕豆病患儿发热时应选择布洛芬；水痘伴发热时应选择对乙酰氨基酚。

（3）合适的剂量：家长在给孩子喂退热药时，常常会碰到一个这样的难题——一样大的两个孩子，体重相差较大，难道也吃一样的剂量吗？当然不是！当孩子的年龄和体重的推荐剂量出现矛盾时，临床上推荐按照体重计算给药剂量。对乙酰氨基酚每次剂量为 $10\sim15$ mg/kg，最大剂量 600 mg 或每次 15 mg/kg，每日最大剂量 2 g 或 2 岁以下 60 mg/kg·d，$2\sim12$ 岁 75 mg/kg·d；布洛芬每次剂量为 $5\sim10$ mg/kg，最大剂量 400 mg 或每次 10 mg/kg，每日最大剂量 2.4 g 或 40 mg/kg·d。计算方法总共两步：第一步先按体重计算出孩子服用的毫克数，第二步把毫克数转换为毫升数。孩子服药无小事，家长一定要明确所购买退热药的浓度，给予孩子正确的药物剂量。

（4）合适的给药时间：为避免用量过大而造成孩子肝肾功能损伤，所有退热药都有间隔使用的限制。对乙酰氨基酚两次服药之间至少间隔 4 小时以上，布洛芬两次服药之间至少间隔 $6\sim8$ 小时，24 小时均不超过 4 次。退热药起效时间一般为 $30\sim60$ 分钟，不推荐布洛芬、对乙酰氨基酚联合或交替用于退热治疗。

（5）合适的给药途径：市面上常见的退热药大多分为口服剂型和栓剂两种。口服剂型为儿童退热首选。低年龄儿童优先选择浓度高、相对体积小的滴剂。在出现呕吐或患儿昏迷不醒或伴有吞咽困难、呕吐等不能口服给药情况下，可考虑直肠给药，但直肠给药不适用于腹泻儿童。

最后我们要知道，退热药本身一般不会让导致孩子发热的病因消失，也不会让疾病好得更快一些，给孩子用退热药，仅仅是为了让他"舒服一点"。不合理使用退热药，有时会令孩子的病情雪上加霜，所以，牢记儿童退热药物使用的"5R"原则。

2　中医对儿童发热有什么认识

《小儿药证直诀》由北宋名医钱乙所著，钱乙被后代医家称作"儿科之圣"。其中关于小儿发热的认识对后世医家治疗小儿发热仍有着重要的指导价值。不同脏腑失调会出现发热表现。

（1）肝热：小儿"肝常有余"，若火热扰动肝风，可导致小儿发热、面赤、烦躁，甚则抽搐。《小儿药证直诀·肝外感生风》云："呵欠，顿闷，口中气热，当发散，大青膏主之。"大青膏中朱砂、天竺黄、牛黄膏清心化痰热，天麻、青黛、蝎尾、乌梢蛇、白附子平肝息风定搐。泻青丸中龙胆草、栀子、大黄泻肝经实热，当归、川芎养血活血以柔肝，防风、羌活祛风散火。

（2）肺热：肺位于五脏六腑之上，又被称作"华盖"，可宣发卫气于肌腠，温分肉，肥腠理，是人体抵抗外邪入侵的第一道防线。肺脏娇嫩，又居于高位，六淫之邪侵袭机体时，首先犯肺。明朝医家万全曾指出小儿"肺常不足"，小儿肌表薄弱，腠理不实，肺之发育未全，外邪侵袭肺脏后，肺卫壅实，郁而化热。

（3）心热：心被认为是阳中之阳，又称"火脏""阳脏"。心藏神，主血脉，心阳有温养全身血脉、振奋精神的作用。小儿为纯阳之体，阳常有余，心以阳气为用，不断向周身输布阳热之气，外邪侵袭时，易化毒、化火。《小儿药证直诀·心热》云："视其睡，口中气温，或合面睡，及上窜咬牙，皆心热也，导赤散主之。"导赤散中木通入心经，宣通三焦，清热利水，散蓄积之郁热；生地黄清热凉营养阴，防止木通通利太过；竹叶清心，使心火从小便出；甘草和中护胃。

（4）脾胃虚弱发热：脾居中焦，主运化，主统血，喜燥恶湿。人体后天生命活动的维持及津液精血的化生均有赖于脾之运化，若脾失健运，则水谷精微的吸收及输布必然受到影响；若湿邪困遏脾气，使脾之清阳不升，亦可致脾之运化水谷精微失职。胃，又被称作"水谷之海"，主受纳腐熟水谷，以通为用，以降为顺，与脾胃同居中焦，共司中焦气机之升降。

（5）胎热：属于胎毒相关的病证。胎儿的生长发育依赖于母体气血的滋养，孕母恣食辛辣肥甘、感邪入里化热、五志过极化火、过用温补之品可致热毒蓄积于母体内，熏蒸胎儿。小儿出生之时阳热亢盛，熏蒸于上，可使小儿出现面红、壮热、目赤多眵、皮肤疮疹、小便黄赤、大便干结等。

（6）肾热：《小儿药证直诀·五脏所主》中提出："肾主虚，无实也。惟疮疹，肾实则变黑陷。"脾肾两脏相互协同，共司人体之水液代谢。肾气之蒸化和肾阳的温煦有助于脾之运化水液；脾之传输有助于肾输布水液。若肾阳旺盛，脾土虚弱，肾中相火过盛，燔灼肾水，则患儿易出现疮疹枯瘪、焦黑，而耳朵、尾骶部反而发热的症状。

3 什么是抗生素滥用

抗生素滥用是指未对抗生素使用进行严格规范而导致的不合理使用，主要包括盲目使用、过量使用和不对症使用等。

抗生素滥用会导致机体不可逆的损伤，有部分抗生素有严重的毒性，儿童不能使用，如氨基糖苷类抗生素会导致耳毒性、肾毒性，引起耳聋等残疾。四环素类抗生素会与钙离子形成黄色络合物沉积在骨骼和牙齿上，导致儿童牙齿变黄，一般8岁以上儿童才可以服用。氟喹诺酮类抗生素会引起骨骺线提前闭合，从而影响儿童的身高。此外，万古霉素等抗生素，需要在医生的指导下严格使用，避免对脏器造成严重危害。

2004～2015年有关中国儿童抗生素使用情况的研究中发现，我国儿童抗生素使用率为58.37%。在住院儿童中，抗生素使用率更是高达77.56%。除此之外，我国儿科抗菌药物的使用情况与国外相比，抗菌药物使用种类多，使用的药物抗菌谱广，注射用药比例高，新型、昂贵、广谱的三代头孢菌素、β内酰胺酶抑制剂等复合制剂类药物使用量高。儿童多重耐药的问题逐渐凸显，已成为临床抗感染治疗的一大难题。

4　有哪些儿童常用的抗生素

（1）β内酰胺类：主要包括青霉素类、头孢类及头霉素等。例如，我们常用的阿莫西林、头孢克洛等。随着药物开发的发展，目前有五代头孢类抗生素。我们常见的头孢唑啉是一代头孢，头孢克洛、头孢替安是二代，头孢曲松、头孢他啶是三代。

（2）大环内酯类：常见的有阿奇霉素、红霉素及交沙霉素、麦迪霉素等。主要用于呼吸道、泌尿道和软组织感染。药物通过肝脏代谢，具有一定的肝毒性，需要在医生的指导下严格控制用量及疗程。

（3）其他不常用的抗生素：如氨基糖苷类有肾毒性、耳毒性，氟喹诺酮类具有肾毒性及促进骨骺线闭合引起矮小的不良反应。此外还有更少用的氯霉素类、利福霉素类等。以上抗生素由于对儿童具有一定的不良反应，医生只有在特殊的情况下才可开具。

5　如何正确煎煮中药

中医药治疗的优势在于"未病先治，既病防变，瘥后防复"。有越来越多的家长选择使用中药调理体质。中药的煎煮对药效的发挥有很大的影响，若煎煮方法不当，药效无法发挥，疾病便迁延难愈。

煎煮中药前需先清洗一遍药物，浸泡30分钟，这样药物的一些有效成分可以溶解到水里，减少煎煮的时间。孩子的中药不要放太多的水，煎煮一遍过后，把药汁倒出，再加入少量的水煮，最后把两次煎出的中药放一起浓缩至150 mL左右，这些量孩子的胃是能够接受的。

中药的煎法分为先煎、后下及包煎等，要根据不同的药性选择。例如，矿物、贝壳类药物如龙骨、牡蛎等需要先煎，附子煎煮久一些可以消除其毒性，故一般建议也要先单独煎煮20～30分钟。后下的药物一般是芳香类药物，如砂仁、薄荷，在煎药的最后放入，煎煮2～3分钟即可。包煎的药物是指药物质地过轻或细小的种子、有绒毛等，容易漂浮在药液上面。现在中医专科医院所提供的中药一般都是小包装，包装上还会附有说明，家长有了上述简单的概念后，只需再注意下外包装上的说明，注意煎煮的时间即可。

解表类药物煎煮的时间需适当短一点，而调补类药物煎煮的时间适当长一点。例如，一些急性病，像感冒发热、扁桃体炎症，中医开具的是金银花、连翘等清热解毒类药物，煎煮的时间不宜过长，大火煮沸后小火浓缩10～15分钟即可。但若是长期调补的药物，含人参等补益药，那么煎煮的时间可以长一点。

6 如何正确服用汤药

面对满满一碗中药，家长常常犯了难。常常担心孩子吃不下去，担心久服对肠胃不好。其实，这里面也有一些技巧。

首先，煎出的剂量不宜过多，约150 mL即可，大龄的孩子200 mL

也可以接受，可根据孩子的情况来放多少量的水煎煮。其次，可少量多次服用，以减少苦药在口中的停留时间，孩子易吞服。饭后半小时服用，可减少胃部不适，不影响正常的饮食。特别苦的汤药，可以加一些冰糖，不会影响药性，孩子也容易接受。

服药时，家长要以鼓励为主，夸夸孩子"真勇敢""好棒"，孩子的自豪感油然而生。服完中药后，可以用小冰糖或贴纸之类的小玩意儿作为奖励。我们在临床工作中发现爸爸和医生的话语特别有用，若孩子不肯服用中药，不妨让爸爸来表扬，或让医生来鼓励，往往有事半功倍的效果。

如果孩子实在喝不完，可以再在药里加些冰糖继续煮，让中药的药汤再浓缩些，以方便孩子喝下。

7 什么是中药配方颗粒剂，儿童可以服用吗

现在各大医院还有一种非常方便的中药剂型——中药配方颗粒剂，又称免煎中药颗粒剂。它是以单味传统中药材为原料，经提取、分离、浓缩、干燥、制粒、包装等工艺制成，属于新型配方中药饮片。中药配方颗粒剂的有效成分、性味、归经、功效和传统中药饮片完全一致，保持了传统中药饮片的全部特征。简言之，一味中药配方颗粒剂就是一味传统中药饮片。中药配方颗粒剂有很多优势，因此受到广大患者的喜爱。

中药配方颗粒剂密封好，不易潮湿，携带方便，同时可以避免中药饮片因保管不当引起的走油、发霉、虫蛀等问题。中药配方颗粒剂的用法方便，对于孩子来说，可以控制冲水量，容易服用，并且避免了煎煮药物的麻烦。传统中药饮片是经过中医精准辨证之后按照君、臣、佐、使的组方原则严格配伍的，体现了中医个体化治疗的特点，而中药配方颗粒剂同样能够满足中医临床辨证论治、随证加减、个体化给药的需要，

非常适合儿童服用。

8　什么是中成药颗粒剂

中成药颗粒剂是为了预防及治疗疾病，以传统中药饮片为原料，在中医药理论指导下，按照君、臣、佐、使的关系配伍，并按规定的制剂工艺加工制成的中药制品，是经国家药品监督管理部门批准的、商品化的一类中药制剂。

中成药颗粒剂的处方主要来源于传统经典方剂、有效经验方和科研方，价格也较中药颗粒剂低廉，儿童常用的小儿柴桂退热颗粒、小儿豉翘清热颗粒都是出自经典药方，批量生产专供儿童服用的。

目前还有一些中成药口服液、中成药外用药，使用方便，在药房可以配到。但是，零售药店执业药师配备率低，并且多为非药学技术人员的普通人员，指导用药资质难以保证。因此，极易造成用药不当，从而导致用药安全事件。而专业的医生会辨证儿童证型后因人而异，家属在自行购买和使用中成药时也要看清适应证和用法用量，服用后如果没有效果，请及时至医院就诊。

9　什么是穴位贴敷疗法

穴位贴敷疗法具有悠久的发展历史，是以中医经络学说为理论依据，利用透皮吸收的原理，把药物研成细末，以姜汁、水、醋、酒、油、蜂蜜、药液等调和，制成丸剂、饼剂，或将中药熬制成膏，或将药末散于膏药上，再直接贴敷于局部穴位表面，经由中药对穴位产生微面积化学性、热性刺激，达到治病、防病的治疗手段。主要适用于呼吸系统疾病，如咳嗽、反复呼吸道感染、支气管哮喘、慢性支气管炎等；消化系统疾病，如厌食、腹胀、腹泻、便秘等；各种跌打损伤引起的疼痛性疾病。

10　穴位贴敷疗法的作用机制是什么

（1）药物治疗作用：《理瀹骈文》记载有"切于皮肤，彻于肉里，摄于吸气，融于渗液。"贴敷药物可直接作用于体表穴位或者表面的病灶，使局部的毛细血管扩张，血液循环加速，起到活血化瘀、消肿止痛、改善周围组织营养的作用。可使药物透皮吸收，由表及里，加强药物吸收的速率，更好发挥药物的治疗作用。

（2）穴位治疗作用：中医经络学说中经络一词，有"内属于脏腑，外络于肢节，沟通表里，贯通上下"的作用。是人体营卫气血循环运行的通路，也是"肺气所发"和"神气游行出入"的场所。根据人体脏腑、经络相关理论，穴位通过经络与脏腑密切相关，不仅能反映各个脏腑生理与病理功能，同时也能够通过对穴位的相应刺激达到治疗脏腑疾病，改善经络气血，促进新陈代谢的作用。

（3）时间治疗学：天地四时对机体生命活动的影响具有时间节律性，而机体生命活动对机体天地四时的变化又具有适应能力。五脏六腑、脉象等与四季寒暑变化存在相应的节律性变化，治疗上应因时制宜，以抓住治疗的最佳时机，小儿三伏贴就是利用此原理，因为夏天孩子的汗腺打开，易于吸收药物。

11　有哪些常用的敷贴药物和常用穴位

（1）敷贴药物：① 白芥子、延胡索、甘遂、细辛、丁香、肉桂、生姜汁等磨粉调膏敷天突治疗咳嗽，贴敷天突、定喘、肺俞治疗哮喘。②芒硝或葱白敷脐（神阙）治疗便秘。吴茱萸、肉桂、干姜等磨粉调膏敷中脘、神阙、足三里、丰隆、梁丘、胃俞、脾俞等穴可调理脾胃功能，对儿童有健胃消食作用。③贴敷神阙治疗遗尿、痛经疗效显著。④防风、草乌、川乌、独活、伸筋草、桂枝、虎杖等磨粉调膏敷犊鼻、大椎、腰阳关、阿是穴等可治疗颈腰椎等关节疼痛病。

（2）常用穴位

【天突】

定位：位于人体颈前部，两锁骨中间，胸骨上窝中央（图6-1）。

功效：宣通肺气，利咽止咳。

【中脘】

定位：上腹部，胸骨下端和肚脐连接线中点（当脐中上4寸）（图6-2）。

功效：和胃健脾，降逆利水。

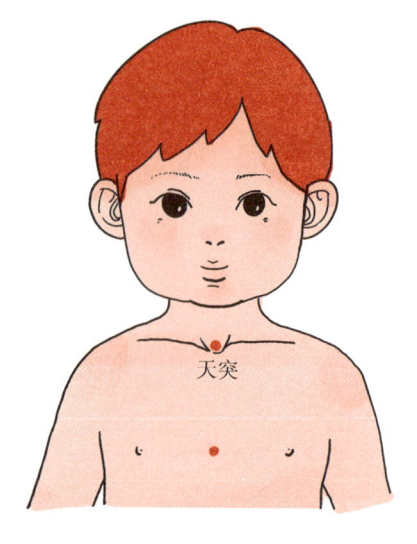

图6-1 天突 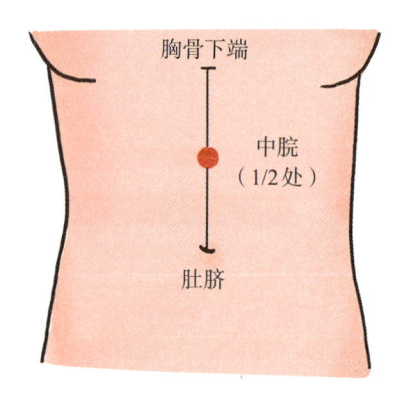　　　　　图6-2 中脘

第六章
中医内服加外治，恢复健康作用大

【神阙】

定位：在腹中部，脐中央（图6-3）。

功效：温阳救逆，利水固脱。

【大椎】

定位：在后背正中线上，第7颈椎棘突下凹陷中，即位于低头颈椎最突起处下方（图6-4）。

功效：清热解表，截疟止痫。

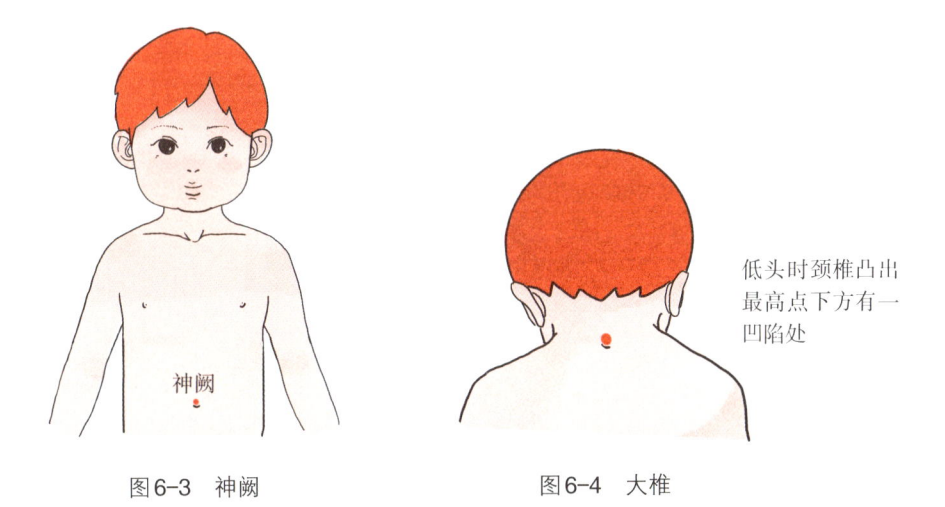

图6-3 神阙　　图6-4 大椎

低头时颈椎凸出最高点下方有一凹陷处

【肺俞】

定位：在背部，当第3胸椎棘突下，旁开1.5寸（图6-5）。

功效：解表宣肺，肃降肺气。

【脾俞】

定位：在背部，当第11胸椎棘突下，旁开1.5寸（图6-6）。

功效：健脾利湿，行气除胀。

【肾俞】

定位：在背部，位于第2腰椎棘突下，旁开1.5寸（图6-7）。

功效：益肾助阳，纳气利水，强腰聪耳。

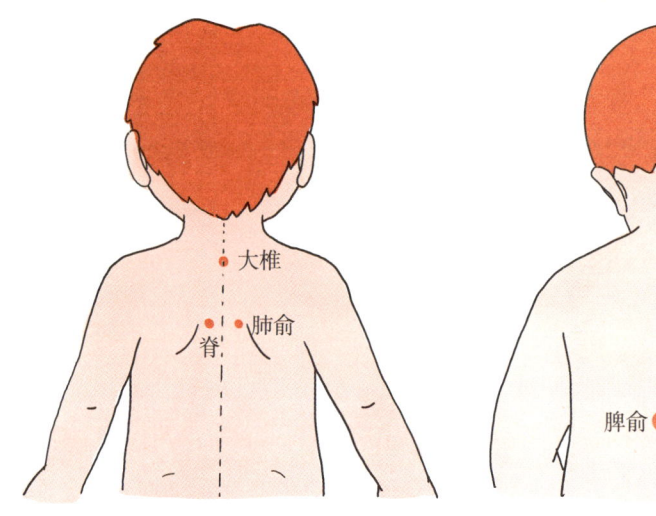

图6-5　肺俞

图6-6　脾俞

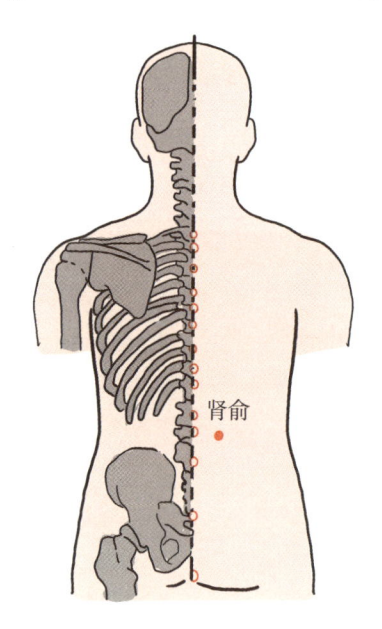

图6-7　肾俞

【足三里】

定位：位于小腿外侧，犊鼻穴下3寸（图6-8）。

功效：调理脾胃，补中益气，扶正祛邪等。

【涌泉】

定位：在足底，位于足跖屈卷时，第2、第3跖趾缝纹头端与足跟连线的前1/3与后2/3交点上（图6-9）。

功效：开窍醒神，滋阴益肾，引火归元等。

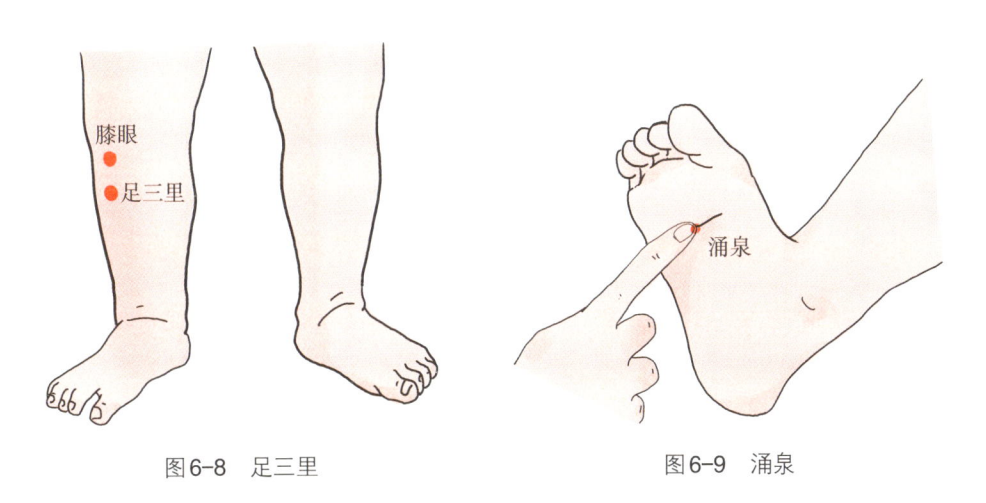

图6-8　足三里　　　　　　　　图6-9　涌泉

12　穴位贴敷有哪些注意要点

（1）初次敷贴时间一般为2小时，观察如无过敏反应（皮肤发红发痒、起小水泡等情况），可延长至4～6小时，年长患儿可适当延长时间，以患儿皮肤耐受为限。

（2）贴敷后局部皮肤出现发红、微痒及热灼感，应及时去除贴敷，无须特殊处理。

（3）敷贴药物性质不同，贴敷时间需随之调整，对药物或敷料过敏者慎用，易致使皮肤过敏、破溃，甚至诱发感染。

（4）体弱、消瘦及有严重心、肝、肾疾病的患儿，贴敷时间不宜过久，贴敷期间需密切关注。孕妇及幼儿应避免刺激性强、毒性大的药物。

（5）穴位贴敷疗法需要在医生指导下进行，具体的疗程和每次治疗

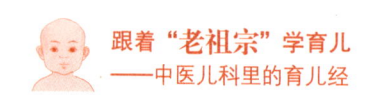

的时间都可根据不同病症和人群灵活调整。

13 什么是刺四缝疗法

四缝（图6-10）是奇穴。

多用于小儿的消化不良、厌食等。厌食其病机主要是脾胃失调，影响运化，从而导致脾胃虚弱。四缝穴是儿科针灸疗法中应用最广泛的腧穴之一。现代针灸临床已将四缝穴作为治疗小儿疳证的经验穴。定位：在手指，第2～5指掌面的近侧指骨间关节横纹的中央，一手4穴，左右共8穴。主治：小儿疳积、厌食。操作：直刺0.3～0.5寸；挤出少量黄白色透明样黏液或出血。

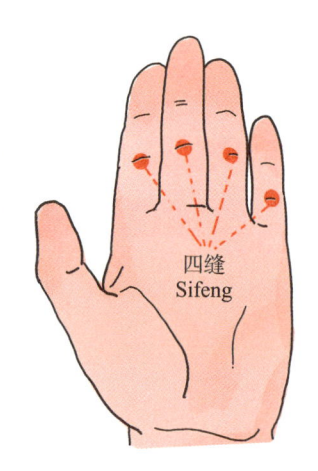

图6-10 四缝

14 什么是中药熏洗疗法

中药熏洗是在中医理论的指导下，将中药进行一定的调配，利用药物煎汤趁热在皮肤或患处进行熏蒸、淋洗的治疗方法（先用蒸气熏疗，再用药液淋洗），进行全身、半身或局部的熏洗。此疗法是借助药力和热力，通过皮肤、黏膜作用于机体，起到疏通经络、调和气血、平衡脏腑功能的功效，从而达到预防和治疗疾病的一种中医外治方法。

熏洗时中药透过皮肤、孔窍、腧穴等部位直接吸收，进入血络经脉，输布全身，以发挥其药理作用；中药熏洗还使皮肤温度升高，皮肤毛细血管扩张，促进血液及淋巴液的循环，改善局部营养状态，排出新陈代谢产物，有利于血肿和水肿的消散。

由于药物透皮吸收，因而对胃肠及肝脏没有负担，药物直接进入血液循环到达全身各部。中药熏洗能增强局部药物浓度，达到治病的目的，使药物疗法与物理疗法得以相结合，内病外治，操作方法简单，疗效可靠。

中药熏洗可用于治疗小儿的黄疸、手足口病、脑瘫、支气管炎、骨折术后的关节功能恢复等疾病。

15 什么是耳穴疗法

耳穴是指分布在耳郭上与脏腑经络、组织器官、四肢躯干相互沟通的特定区域。当人体发生疾病时，常会在耳穴出现"阳性反应"，如压痛、变形、结节、丘疹、凹陷、脱屑等，这些反应点是治疗疾病的刺激点。耳穴按压治疗范围广泛，操作方便，并且对疾病诊断有一定的参考意义。

耳与经络之间有着密切的联系。《阴阳十一脉灸经》记载了"耳脉"，《黄帝内经》对耳与经脉、经别、经筋的关系做了较详细的阐述。《灵枢·口问》曰："耳者，宗脉之所聚也。"手太阳、手足少阳、手阳明等经脉、络脉、经别均入耳中，足阳明、足太阳的经脉则分别上耳前、至耳上角。六阴经虽不直接入耳，但也通过经别与阳经相合，从而与耳相联系。奇经八脉中阴跷、阳跷脉并入耳后，阳维脉循头入耳。诸多经脉都直接或间接上达于耳。

耳与脏腑之间也有着密切的联系。《灵枢·脉度》曰："肾气通于耳，肾和则耳能闻五音矣。"《难经·四十难》曰："肺主声，故令耳闻声。"《证治准绳·杂病》曰："肾为耳窍之主，心为耳窍之客。"《厘正按摩要术·察耳》曰："耳珠属肾，耳叶属脾，耳上轮属心，耳皮肉属肺，耳背玉楼属肝。""耳上属心……耳下属肾……耳后耳里属肺……耳后耳外属肝……耳后中间属脾。"进一步将耳郭分为心、肝、脾、肺、肾五部，说明耳与脏腑在生理、病理上是息息相关的。

耳穴在耳郭的分布犹如一个倒置在子宫内的胎儿，头部朝下臀部朝上。分布规律为：与头面相应的耳穴在耳垂和对耳屏；与上肢相应的耳穴在耳舟；与躯干和下肢相应的耳穴在对耳轮体部和对耳轮上、下脚；与内脏相应的耳穴集中在耳甲，其中与腹腔脏器相应的耳穴多在耳甲艇，与胸腔脏器相应的耳穴多在耳甲腔，与消化道相应的耳穴多在耳轮脚周围。每个部位划分为若干个区，依区定穴，共计91个穴位。

16　耳穴疗法的按压方法是怎样的

耳穴按压是在耳穴表面贴敷王不留行、油菜籽、小米、绿豆、白芥子及特制的磁珠等，并间歇揉按的一种简易疗法。由于本法既能持续刺激穴位，又安全方便，是目前临床上常用的耳穴刺激方法。目前应用最多的是王不留行压丸法，可先将王不留行贴附在0.6 cm×0.6 cm大小的胶布中央，用镊子夹住，贴敷在选用的耳穴上。每日自行按压3～5次，每次每穴按压30～60秒，以局部微痛、发热为度，3～7日更换1次，双耳交替。